U0010542

蟲蟲危機

你需要知道的寄生蟲&節肢動物
圖鑑及其疾病與預防！

醫檢博士 詹哲豪 ———— 著

晨星出版

將 此書 獻給

教導過我的
中山醫大、台大醫學院及陽明大學的老師們

特別是
翁秀貞教授、連日清博士及劉武哲教授

感謝您們

冬蟲才能論冰

　　一般人可能不清楚，在醫學院的基礎醫學學科教學上，寄生蟲是獨立的學科，與微生物學（過去以教授細菌學為主，還被稱為細菌學科）互不隸屬。但在有微生物學相關碩博士班的學校（如台大），這兩科又共同編制於研究所之下。我相信無論國內外所有的碩、博士生，想要順利取得學位其實是「生求師」或「師收生」的抉擇。回想我在唸台大研究所時，當屆所有碩一生只有我具備醫學院醫事技術學系的底子，寄生蟲學科的翁秀貞老師畢業於台大醫技系，後來到英國取得博士學位，並將她在英國所做的某種條蟲研究帶回台大來持續延伸，並申請到國科會的研究經費補助。翁老師主動想收我為徒，跟我說：「你當我的學生，兩年可以順利畢業，還有研究助理可以幫你一點小忙。」結果兩年修完學分，論文口試 pass（所做的研究主題是該條蟲之多細胞幼蟲的 cryopreservation 極低溫冷凍保存與解凍存活，其成果被翁老師發表於英國知名的學術刊物）。

　　這些都不是重點，由於我喜歡生物和溪釣，也愛與寄生蟲學科的一些老師及職員鬼混，幫忙到實驗動物中心照顧貓狗猴鼠（幫老師解決過一隻母天竺鼠混在一群公鼠裡的「醜聞」——領養回家，生了一窩。我才知道當我進門時，天竺鼠也和狗一樣會吱吱叫，牠的萌叫聲還蠻療癒的）及做田野調查（曾做過坪林地區衛氏肺吸蟲囊蚴在毛蟹體內的感染率調查）。另外，埋首於圖書館內有關日治時代台北帝大醫學部第一病理講座台灣早年寄生蟲的研究論文（日文部份請老師翻譯；日本教授所寫的英文論文較易讀），還有選修「蚊子博士」連日清教授的「醫用昆蟲學」及電子顯微鏡技術課程，獲得許多對寄生蟲、微生物的啟蒙及渡過一生中最愉快又享受的求知時光。拿到學位後前往陽明醫學院（現陽明大學）及台北榮總病毒室，從事研究及教學工作六年，在劉武哲教授的指導下，雖然大都與組織培養技術、分子生物、中藥材萃取成份抗病毒研究及雷射共焦距螢光顯微鏡的應用有關，但這些讓我得到準博士的研究成果，絕對與在台大寄生蟲學科所打下的基礎，脫離不了關係。

　　今年春天在寫作晨星出版集團「看懂一本通」書系《流行病 輕鬆易懂的 101 個病原體圖鑑》一書時，陳社長拿了一本日文書《寄生虫ビヅユアル図鑑》給我看，問我出版意見。雖然我只看懂一點

日文，但該書的編輯及圖片（鑑）誠屬一流，於是我說：「版權談妥，譯成中文後我再看改並刪掉東方世界少見的寄生蟲，是可以發行台灣版圖鑑。」沒想到陳社長回答：「直接取得圖鑑並翻譯發行，不難也不貴，但畢竟那是別人的東西，不屬於台灣文化出版界的資產。」於是有了此冊台灣本土的醫用寄生蟲和節肢動圖鑑。

近三十年來我與這些寄生物「關係匪淺」，說專家不敢當（應是什麼都懂一些皮毛的「博」達人），但透過多年的寫作經驗，自認可以把與疾病有關之「蟲子」的一舉一動、一顰一笑，講得妙趣橫生。大言不慚地說，即所謂的「冬蟲才能論冰」 —— 意思是您問一些蟲子有關冰雪的問題，只有生活在冬天的蟲才能正確回答。

本書的寫作，秉持出版社的理念，不像一般圖譜或圖鑑，生硬地將您在網路上可能查得到的資料整理騰記，而是憑藉專業又正確的醫學背景，以通俗生花又淺顯的文筆、報導文學的方式，簡述一則則與這些醫用寄生蟲和節肢動物相關的有趣情事，讓大家明白與醫學或疾病有關的生物其實並不那麼難懂。也要感謝陳社長、編輯、設計，您們竭盡心力審稿並做為讀者與作者間的橋梁，歷經多次反覆地研議與討論，才能將易讀的圖文呈現給一般讀者。

最後，不能免俗地請寄生蟲及微生物學界的先拜後進支持這本土的圖鑑，有錯誤或寫不好之處，不吝給我指教！以便再版時將之更正。

詹哲豪

二〇一七 丁酉年秋

用醫學觀點來看
與我們一起生活的「蟲子」

從生物的起源來看，無論哪一種動物或植物，均是從獨立自由生活（free living）的原始生物演化而來。在此過程中，某些較低等的生物在生存競爭壓力下，隨著環境發生變化及本身適應能力之差異，逐漸發展出一套以依賴其他生物來獲得生存空間及能量的生活方式，此即所謂的寄生生活（parasitism）。營寄生生活的生物統稱為寄生物（parasite），被寄生的生物一般稱為宿主（host）。寄生蟲學是研究多種生物生存關係的學科，了解寄生蟲的形態、分類、生活史（life cycle）及生態分布等。

廣義而言，所有侵犯人體而造成疾病的微生物都可以稱作寄生物，但醫用寄生蟲學（medical parasitology）研究的對象，一般僅限於肉眼不可見的單細胞原蟲（protozoa）與較大支、多細胞的蠕蟲（helminth）。至於研究節肢動物（arthropod）與人類疾病關係的醫用昆蟲學（medical entomology），有時也包含在寄生蟲學探討的範圍內。另外，醫用寄生蟲學則須著重在人類（宿主）是如何受到寄生蟲的感染與寄生、相互關係以及引發疾病時如何診斷、治療和預防等。

常見的寄生蟲學相關名詞定義有以下：依寄生部位區分為體內寄生蟲（endoparasite）和體外寄生蟲（ectoparasite）；依寄生時間長短則分為暫時性寄生蟲（temporary parasite）和永久定留性寄生蟲（permanent parasite）、永久週期性寄生蟲（periodical parasite）；依宿主需要程度而可分為專性寄生蟲（obligatory parasite）和兼性寄生蟲（facultative parasite）。其他還有感染型寄生蟲（infective parasite）和偶然性寄生蟲（incidental parasite）。至於在宿主方面則需要了解終宿主（definitive host）、中間宿主（intermediate host）、保幼宿主（paratenic host）、保蟲宿主（reservoir host）、帶蟲者（carrier）及病媒（vector）等各代表的意義。

一般醫學上較重要的寄生蟲，其特性可歸納有以下：

一、對動物體外環境的抵抗力較弱，大多在離開終宿主或中間宿主後，便難以生存或完成其生活史。

二、對宿主的選擇性較低，因此常有伺機性感染、意外寄生和人畜共通寄生蟲病（zoonoses）等現象。

三、生殖能力頗強（生殖方式依種類而異），分為無性及有性生殖兩個世代，有些兼具；部份只有其一。

四、除了少數線蠕蟲（nematode）及原蟲外，大部份均需一個或一個以上的宿主才能完成生活史，以便維持繁衍生物族群的使命。

接著來談談所謂的人畜共通傳染病，以人類及醫學的立場來簡單說 —— 即為原本是動物的感染病傳到人類身上也造成相似的疾病。但我習慣用微生物的角度來看待此事，對這些寄生蟲、細菌甚至病毒來說，人或動物只是牠們要完成生活史的宿主（中間宿主、保存宿主或終宿主）之一，牠們不會去管人與牲畜間是如何「交流」，只關心此「環境」適不適合寄生。另外，為何要強調「畜」這個字？許多野生動物的疾病也可傳染給人類，但是在現今文明社會一般人要遇到野生動物的機會不高（除非你去招惹高雄柴山的獼猴或違法偷獵石虎、白鼻心）。所以，與寵物（犬、貓、鼠）、家畜（豬、牛、羊）及家禽（雞、鴨、鴿）常有接觸或生活在一起的人較易罹病，特別是過去「農畜合營」的業者及其家庭成員。

記得我在大三時，有位好同學曾說：「我們是醫學院醫技系，又不是生物系，只要知道寄生蟲病該如何診斷與治療即可，為何老師們喜歡教也愛考的重點是這些蟲的生活史呢？」當時我沒有什麼反應，只覺得他說的有那裡「怪怪的」。到了研究所修習「advanced medical microbiology & parasitology 高等醫用微生物與寄生蟲學」以及拜讀百年前在台日籍教授的研究論文後，才深刻體會到 —— 了解這些寄生蟲的生活史才是應用於醫學或疾病的磐石。有句話說：「中、上醫是醫群、醫國。」也就是研究群體的公共衛生議題才是偉大、更形重要的！當學者們清楚研究出寄生蟲生活史上各種宿主（如做為病媒的節肢動物；感染來源的螺螄宿主、保蟲動物宿主等），可提供給醫界最佳的切斷寄生蟲生活史之方法與目標，進而完成有效的大規模防治疾病之工作。

最後，晨星的出版理念 —— 專業的科普書寫作也可以很「親民」，說服了我！這次（甚至往後）我屏除了數十年中英文並置的寫作慣例，本書六十八章的主文內容全為易讀的中文（很少夾雜英文名詞），為了不失專業度也讓內行人有可指教的「門道」，我將主文有提及的一些專有生物醫學名詞（如人體的生理解剖名詞會厭、

篩狀板；特殊病症名詞如錐瓶狀潰瘍；生物分類上的學名以及昆蟲、寄生蟲的種名等）整理一番，用書後的附表三來呈現，以提供有進一步興趣的讀者查閱用。這有點像沒排序的索引（只有大分類的順序如節肢動物、原蟲、線蟲、吸蟲和條蟲），是我在寫科普書上的一點小心意，但也花了我不少時間與精力。

在讀者尚未進入本書前，我想先來個「無獎徵答」，題目是：根據書名，您能列舉出哪幾種寄生蟲和節肢動物（蟲子）最有關聯也最能代表「雙蟲危機」的意義？我先公佈一個答案 —— 瘧原蟲與瘧蚊，其他的當您們在看完本書後，答案自然會浮現於腦海。有興趣的讀者，記得多瞭解一下寄生蟲的生活史喔！

詹哲豪

二○一七 丁酉年秋

【導讀二】
會造成人類生病的節肢動物

節肢動物的特性與分類

節肢動物具有分節的體肢，特徵為左右對稱，除了腳足之外有些具羽翅。體表包覆為幾丁質成份的外骨骼，從幼蟲長到成蟲必須經過多次的「脫皮」。節肢動物的體型差異很大，從小於公厘（mm）到超過公尺（m）都有。重要的醫學節肢動物有四綱（見下頁表），昆蟲綱及蜘蛛網另簡單敘述如下：

昆蟲的身體明確分為頭、胸、腹，三對足及一對觸角，翅膀則可有（一對或兩對）可無。由於數量、種類繁多，與人類的生活關係密切，在醫學上所扮演的角色以病媒為主。重要的醫學昆蟲有：毛毛蟲毒害（娥蝶的幼蟲）；叮咬人的蜂蟻類、吸血蚊類造成皮膚過敏及傳播疾病；叮咬蠅、非叮咬蠅的帶原傳播；叮咬與傳播的臭蟲；蟑螂的過敏原以及蝨、蚤等。

蜘蛛網的蟲體大半不分節或只分為頭胸及腹，四對足、無觸角。重要的醫學蜘蛛網生物有：毒蠍子、毒蜘蛛、硬蜱或軟蜱（hard or soft tick）、蟎（mite）。蟎的種類也不少，與醫學有關的是恙蟲病和立克次氏菌病的病媒恙蟲；疥蟎（human itch mite）、塵蟎（dust mite）。

節肢動物如何危害人類健康

節肢動物危害人體的方式可分兩方面來談。

一、直接造成人體傷害又分為叮咬和寄生。

某些節肢動物有多種不同的毒液腺，在口器因咬（bite）、在毒刺因叮螫（sting）人體造成病理反應較易理解且容易避免。寄生人體的方式則校複雜，不易察覺，如成蟲或幼蟲寄生在人體皮膚、毛髮處、傷口或吸血，靠人體提供養份。

若破壞組織所造成的傷害有：
1. 皮膚炎或過敏反應。
2. 人體組織因寄生而受到破壞，如傷口或腸道被蠅的幼蟲、疥蟎或舌蟲（tongue worm）所寄生。
3. 意外的組織傷害和心理上的昆恐怖症（entomophobia）「蟲蟲危機」。

二、做為疾病傳播的媒介。

此類節肢動物可做為各種病原寄生物如細菌、病毒、黴菌、原蟲、蠕蟲等的傳播媒介，在這些病媒中以蚊蠅和蝨蚤最重要，其傳播疾病的機轉為：

1. 機械性傳播（mechanical transmission）：病原在節肢動物體外或體內只短暫附著或寄生，並不發育或繁殖，傳播病原的方式純粹為「機械性攜帶」，如骯髒食物與蒼蠅所帶來的腸胃炎。

2. 生物性傳播（biological transmission）：病原以不同的方法進入病媒蟲體內，將其視為宿主而寄生繁殖。病媒蟲在生活史某段時間，因叮咬或排泄物污染人體表傷口，將病原留給人類，造成感染，如日本腦炎、登革熱、瘧疾等。

詹哲豪

二○一七 丁酉年秋

醫學節肢動物

綱名	特色描述	列舉
多足綱 *Myriapoda*	部分物種的顎足具毒腺。	蜈蚣、馬陸。
甲殼綱 *Crustacea*	屬於水棲或兩棲類動物。對人類無害，與醫學相關大多以做為寄生蟲的中間宿主為研究重點。	水蚤、蝦、喇蛄、蟹。
昆蟲綱 *Insecta*	身體明確分為頭、胸、腹，三對足及一對觸角，翅膀則可有（一對或兩對）可無。	娥蝶的幼蟲、蜂、蟻、蚊、蠅、臭蟲、蟑螂、蝨、蚤。
蜘蛛綱 *Arachnida*	蟲體大多不分節或只分為頭胸及腹，四對足、無觸角。	毒蠍子、毒蜘蛛、硬蜱或軟蜱、恙蟲、疥蟎和塵蟎。

CONTENTS

目次

CONTENTS

【第捌篇】傳染媒介

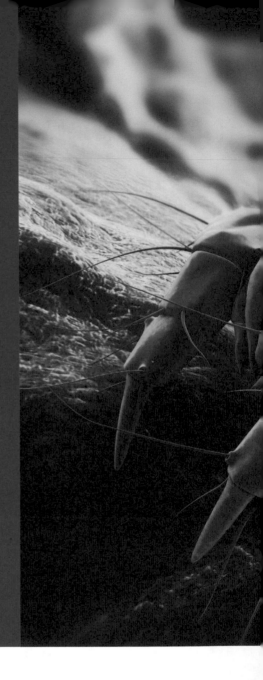

【第壹篇】

病從口鼻而入

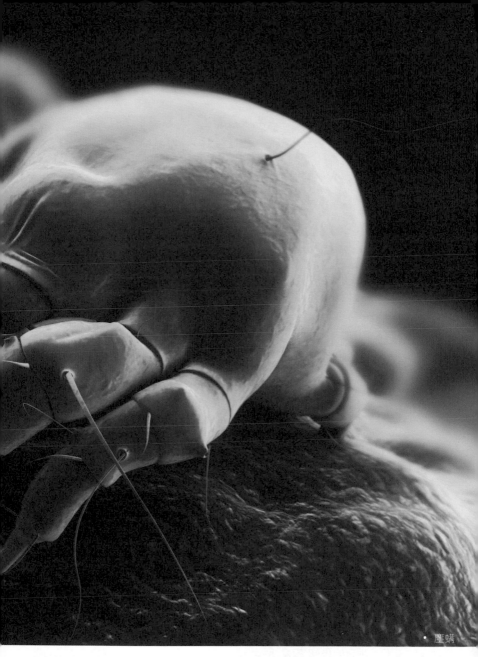

・塵蟎

塵蟎 dust mite

蟑螂 cockroach

蟯蟲 *Enterobius vermicularis*

梨形鞭毛蟲 *Giardia lamblia*

大腸纖毛蟲 *Balantidium coli*

縮小包膜條蟲 *Hymenolepis diminuta*

犬弓蛔蟲 *Toxocara cainis*

001 看不見的過敏元凶 塵蟎

分布 全世界，以熱帶、亞熱帶地區為主。人類居家室內。

摘要 塵蟎與我們一起生活在居家環境中，是威脅人類健康及引發過敏病症最甚的室內「蟲子」。主要是成蟲、蟲卵、屍體及排泄物被人吸入，附著於上呼吸道黏膜。

　　塵蟎是一種八隻腳、微小的蜘蛛網節肢動物，而非頭、胸、腹分明的六足昆蟲。成蟲長 170 ~ 500 微米（μm），寬 250 ~ 322 微米，蟲體為乳白色，肉眼幾乎看不到，喜歡生長在溫暖潮濕的環境中，適合生長的溫度為 22 ~ 26℃、濕度是 70 ~ 80 %（台灣室內的平均溫濕度相當適合其生長）。

　　根據研究，生活在台灣居家環境的塵蟎以**屋塵蟎**為主要族群，**粉塵蟎**居次。偶爾有微角塵蟎、熱帶無爪蟎。平時生活在寢具（枕頭、床墊為主）、布沙發、窗簾或地毯裡，以人類或動物（貓、狗）脫落的皮屑、毛髮為食。塵蟎的生活史分卵、繭幼蟲、幼蟲、第一稚蟲、第二稚蟲、第三稚蟲及成蟲等七個時期。由幼蟲長到成蟲約需 31 天，成長階段會經過一段靜止期。當環境溫度低至 16℃ 以下時，塵蟎的存活率降低，各時期的靜止期也會延長。相對溼度 40 % 以下塵蟎無法存活。塵蟎的生命約 60 天，雌蟎一生可產卵兩、三百粒。根據國外的研究，會引起過敏的有塵蟎成蟲、蟲卵、屍體及排泄物，但比例上以糞便最高，這是因為它輕、小且含有大量的消化酶（引起過敏反應的蛋白抗原結構）。有過敏體質的人接觸到塵蟎或其糞便，可能會引發氣喘、打噴嚏、流鼻水、鼻塞、過敏性結膜炎及異位性皮膚炎等症狀。

　　較有效也容易做到的防塵蟎方法摘要如下：
1. 不要鋪地毯、裝窗簾布；換掉布沙發、彈簧床墊。
2. 若無法移除布沙發、彈簧床墊，則必須使用經認證的防蟎套。
3. 使用熱水（55℃）、能殺塵蟎的衣精及烘乾機。定期洗滌枕頭套、棉被套及床單。
4. 用高效能粒子空氣過濾系統（HEPA）的吸塵器，定期清潔地毯、沙發、窗簾及寢具。
5. 使用 HEPA 級空氣濾淨器。
6. 使用除濕機，讓濕度維持在 50 % 以下。
7. 定期清理空調系統及濾網。

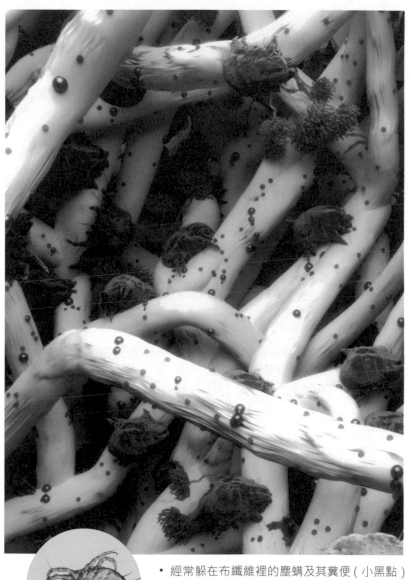

• 經常躲在布纖維裡的塵蟎及其糞便（小黑點）

• 塵蟎玻片標本

002 只會令女人驚聲尖叫嗎？ 蟑螂

分布 全世界，以熱帶、亞熱帶地區為主。

摘要 蟑螂是否為病媒的角色，仍待證實。一般相信其與家蠅同為機械性攜帶者傳播腸胃道疾病。另外，現已確認蟑螂也為一種室內的吸入性過敏原。侵入人類居家環境，爬行所留下的「痕跡」風乾後漂浮在空氣中，造成人類呼吸道過敏。

　　一般讓女性朋友看到就會驚聲尖叫，連拿起拖鞋打的勇氣都沒有的「小強」── 蟑螂，是一種有著上億年演化歷史的雜食性昆蟲，蟑螂有很多俗名，例如油蟲，正式名稱為「**蜚蠊**」，而根據不同品種，又有「老蟑」、「大蠊」、「小蠊」、「光蠊」、「蔗蠊」等別稱或種名。過往泛指所有屬於蜚蠊目的昆蟲，與人類的生活及飲食環境重疊，部份蟑螂對人類的居家都有很強的入侵性。依現代的生物分類學，蟑螂約有四千多種。牠們繁殖力強，在人類居家棲身及覓食，亦會傳播多種病原，因此蟑螂普遍地被認為是害蟲。雖然很多人不喜歡蟑螂，甚至要除之而後快，但在歷史上有過東亞、東南亞等地居民食用蟑螂的紀錄。

　　絕大部份的蟑螂種類只能在山間樹林或昆蟲博物館中見到。在台灣，居家常見的蟑螂，大體型的有美洲蟑螂（俗稱大蟑螂，體長約 3.0～4.5 公分，紅棕色）、澳洲蟑螂及短翅的斑蠊；小的有體長不超過 1.5 公分的德國蟑螂（小蟑螂，黃棕色）等四種，熱帶地區的蟑螂一般比較巨大。居家蟑螂普遍夜行及畏光，野外蟑螂因品種而異，趨光性不定。

　　由於居家蟑螂是夜行性，且喜歡躲在溫暖潮濕的地方，白天常在排水溝、牆壁、廚櫃、抽屜、傢俱的裂縫及垃圾堆中，待夜深人靜時才由排水管或電路管線爬進家裡的廚房、浴室，若家裡環境髒亂，牠們可能攜家帶眷乾脆住下。出來活動（常被您見到的）覓食的大多是雄蟲，幼蟑或負責繁殖的母蟑螂較少「趴趴走」。

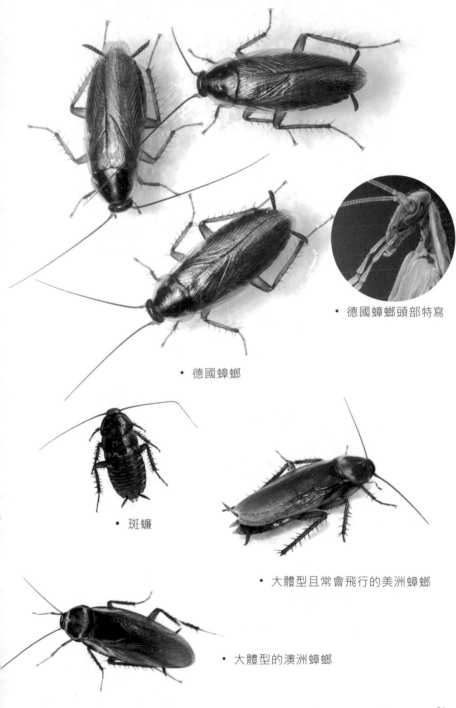

・德國蟑螂頭部特寫

・德國蟑螂

・斑蠊

・大體型且常會飛行的美洲蟑螂

・大體型的澳洲蟑螂

003 日本宣傳人偶「丸和太郎」 蟯蟲

分布 全世界，以溫帶、亞熱帶地區為主。人類居家內。

摘要 主要是感染型蟲卵被吸入或吃入而進入腸道。蟯蟲成蟲寄生於人體的盲腸及鄰近組織，雌蟲常在夜晚爬行到肛門產卵，主要的臨床症狀是蟯蟲在產卵時所引起的搔癢及輕微的皮膚炎。

　　四、五十年前，台灣的小學生若屁屁癢（特別是在晚上）是會引起全家甚至全校關注的。而日本衛生單位也曾創造一個像邱比特的小人偶圖示 —— 半蹲拿蟯蟲貼紙黏屁屁，宣導蟯蟲全面篩檢政策。在過去，此為普遍的寄生蟲感染症，病原是一種**小型蠕蟲**，名為**蟯蟲**，又叫做**針蟲**，活蟲體呈乳白色，前端有頭翼，食道下端有個食道球。雄蟲較小，長約2～5公厘、體圈0.1～0.2公厘，肉眼不易察覺，尾端捲曲，有一交尾刺。雌蟲較大，長約8～13公厘、體圈0.3～0.5公厘，兩端尖細、呈細長紡錘狀，成熟雌蟲的體內幾乎是子宮組成。蟲卵呈兩側不對稱的橢圓狀，一側隆起；一側較扁平，顯微鏡下看像柿子核。外覆一層厚卵殼，大小約 25 x 55 微米。剛產下的蟲卵內含卵黃顆粒，具有感染力的成熟蟲卵可見內有幼蟲。

　　人類是蟯蟲的唯一宿主，成蟲主要寄生於盲腸及鄰近組織。身體充滿蟲卵的雌蟲會爬行到肛門或女性會陰處產卵，於適當的環境下（宿主夜間睡覺時是良機），4～5 小時便會發育成感染型蟲卵。這是蟯蟲「聰明」的生存策略，一次產一萬多顆卵，會造成屁屁搔癢，當宿主用手抓癢，蟲卵將藉由手傳播出去。人類感染的主因是吃下或吸入（從鼻腔到會厭再轉進食道）感染型蟲卵，蟲卵進入人體後會在十二指腸內孵化，然後移行至盲腸。蟯蟲的生活史需約五週。

　　感染蟯蟲的主要症狀是蟯蟲體外產卵時所引起肛門、會陰搔癢以及輕微皮膚炎，一般不會有腸道症狀。若宿主為女性，雌蟲可能會在產卵後「誤闖」進陰道及其他生殖器官，造成陰道炎、子宮炎和輸卵管炎。

　　人口稠密的場所有利於蟯蟲傳播，主要途徑有：
1. 手上沾有蟲卵，摸觸家人、同學臉部，或接觸食物而傳給別人。
2. 衣物或床被單上的蟲卵隨塵沫被吸入。
3. 在肛門附近的幼蟲重新鑽回腸道，這是所謂的自體重複感染。

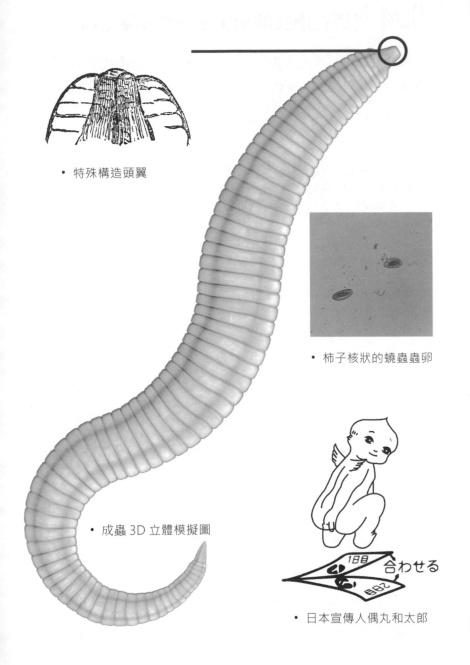

• 特殊構造頭翼

• 柿子核狀的蟯蟲蟲卵

• 成蟲 3D 立體模擬圖

合わせる

1日目
2日目

• 日本宣傳人偶丸和太郎

004 竟然有蟲長的像人臉 梨形鞭毛蟲

分布 全世界，以生活條件及衛生較差之國家為主。常於豬、猴體內。

摘要 人類誤食囊體而感染，長成營養體後寄生於十二指腸和空腸，以其腹吸盤緊緊吸附在腸黏膜上。營養體並不會侵入組織中，但會隨糞便排出，是否會致病（病理性）備受爭議。

梨形鞭毛蟲是鞭毛蟲中最普遍的，分布遍及全世界。在台灣較偏僻或環境衛生差的地方，感染率約為 5％。過去認為水源污染是主要的傳播途徑，現今則有許多報告指出，其傳播途徑也可能是蒼蠅沾到糞便再沾汙食物。

鞭毛蟲大致分為腸道鞭毛蟲、腔道鞭毛蟲和血液組織鞭毛蟲三類。腸道鞭毛蟲的生活史較簡單，共同特性為生活在缺氧的腸道，屬於無氧呼吸的代謝作用，但有氧仍能存活。有粒線體，無高基氏體。均有囊體形成，有的種類有胞口，有的則無，無胞口者行胞飲或胞噬作用。鞭毛為鞭毛蟲主要的運動器官。其營養體又稱作活動體，大多具有波動膜和鞭毛相連，在蟲體運動時呈波浪狀。鞭毛起源的地方稱為成鞭毛體。其他構造則因種類而有所不同。

梨形鞭毛蟲營養體的大小為 9～12 x 5～15 x 2～4 微米，有兩個核、四對鞭毛，顯微鏡下觀察猶如一個小臉，呈倒西洋梨形。由側面看，前端中央的背部隆起，腹面呈凹陷狀，有一大腹吸盤，可吸附在小腸絨毛上，同時留下「C」形痕跡。腹部有一對中央體，是形成腹吸盤所需要的胞器。成熟的囊體，有四個核，呈卵圓形，有明顯的囊膜。內部構造與營養體相似，看不到鞭毛。囊體的抵抗力頗強，必須要 50℃加熱數分鐘才能殺死。

梨形鞭毛蟲寄生於十二指腸和空腸為主，偶爾也在膽管和膽囊中見到。其腹吸盤緊緊吸附在腸黏膜上不容易脫落，但老化的蟲體會隨糞便排出。以囊體的型態感染人類，一般囊體在有兩個核時才具感染力。此蟲脫囊後行有絲分裂，而營養體則行縱分裂。含有囊體的糞便污染了水源或食物為其感染途徑，猴子和豬是最主要的保蟲宿主。

潛伏期約三週，梨形鞭毛蟲的營養體並不會侵入組織，是否會致病（病理性）備受爭議。大多數被感染者並無明顯症狀產生，最常引起吸收不良、脂肪痢便及慢性腹瀉，也可能導致因消化麩的缺少而產生乳糖和麩質不耐症。

Giardia
梨形鞭毛蟲

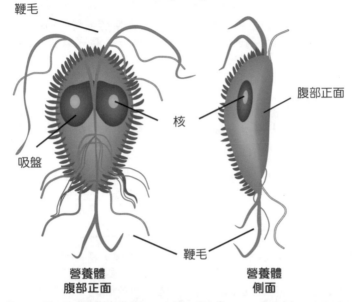

鞭毛

核

腹部正面

吸盤

鞭毛

營養體
腹部正面

營養體
側面

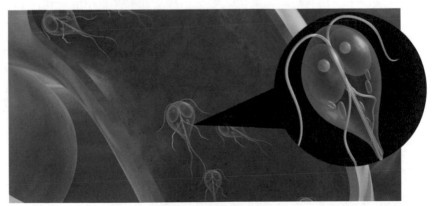

• 營養體寄生於腸道模擬圖

　　年紀較小的兒童會有慢性消化不良症。其他腸道相關症狀通常
持續六週後會自行痊癒。注重個人衛生、防止水源受到污染是預防
之道。

005 又見豬惹禍 大腸纖毛蟲

分布 全世界，以畜牧盛行國家為主。常見於豬、猴體內。

摘要 大腸纖毛蟲是纖毛蟲綱中唯一會寄生於人體的成員，囊體於大腸孵化成營養體，侵入腸壁組織。蟲體居留於豬或人的大腸內，是一種人畜共通的傳染病。

大腸纖毛蟲遍及全世界，是纖毛蟲綱（分類上屬於纖毛蟲門下結腸小袋科）中唯一會寄生於人體的成員，也是可寄生在人體中體形最大的原蟲。

蟲體的外觀及形態大小變化頗大，除了異種間的差異外，不同生活時期的型體也會影響原蟲的形態與大小。從最小的 5 微米大至 250 微米都有。一般常見的營養體或囊體形態有圓形、長圓形、香蕉形、梨形、彎梭形等。營養體的大小平均 50～200 x 40～70 微米，基本構造如一般的真核生物有細胞核、細胞質及細胞膜等。營養體的窄端有一稱為口圍的凹口，利用周圍的纖毛擺動把食物撥進胞口，在內質交換有機物，不能消化的廢物由尾端的胞肛排出。內質有兩個伸縮泡，大的在前小的在後，交互把多餘的水分排出。另有兩個細胞核，大核為腎形、染色明顯；小核呈球形、常位於大核凹側。囊體的直徑約 45～65 微米，可見大核及薄壁。

蟲體居留於動物（人）的大腸，可行有性及無性生殖，大多見到的是無性生殖，為橫向二分裂殖法；有性生殖則是行接合生殖。其保蟲宿主為豬和猴子，尤以豬最為重要。此蟲大部份的感染是不具症狀且可自然痊癒，但因具有侵入組織的能力，若嚴重傷害（蟲體多）到大腸壁和其他腸間組織，會引起腹瀉或下痢，伴隨腹絞痛、嘔吐、噁心等症狀，診斷出來為大腸纖毛蟲感染所引起之病徵，稱為大腸纖毛蟲症。

常因攝入囊體而感染，要注意飲食衛生，不讓囊體污染食物、飲水是首要預防之道，尤其靠近豬舍之處應要特別注意。

大腸鞭毛蟲

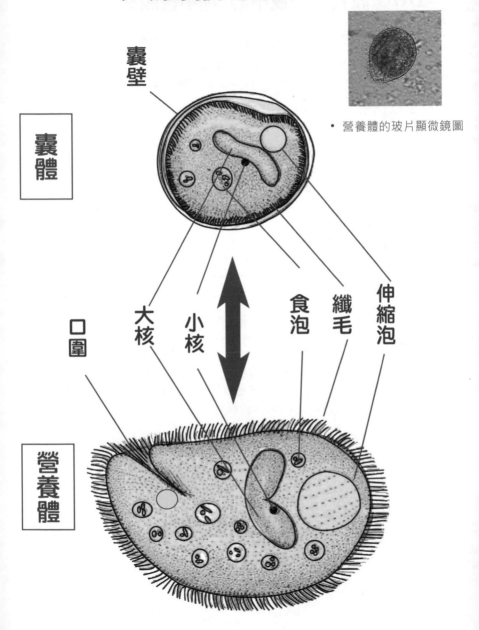

囊壁

囊體

• 營養體的玻片顯微鏡圖

口圍　大核　小核　食泡　纖毛　伸縮泡

營養體

• 大腸纖毛蟲營養體和囊體手繪構造圖

006 誤食鼠蚤或甲蟲 縮小包膜條蟲

分布 全世界，以馬來西亞、泰國、印尼及牙買加等國較常見。

摘要 成蟲寄生於老鼠的小腸，蟲卵隨糞便排出體外，被鼠蚤或甲蟲等中間宿主吃入後，發育為擬囊尾蚴。終宿主老鼠或人類，因誤食帶有幼蟲的昆蟲便會遭受感染。

　　縮小包膜條蟲又稱為**鼠條蟲**，是囓齒類常見的寄生蟲，偶爾寄生於人體，引起包膜條蟲病。雖遍布全世界，但只有幾百件人類感染病例，以馬來西亞、泰國、印尼及牙買加等國的流行率較高。成蟲總長 20~60 公分，卻約有一千個體節，成熟體節與同屬的短小包膜條蟲相似，只是比較大片。頭節小而圓，具有四吸盤。蟲卵呈圓形，直徑為 60~80 微米，卵殼略厚，橘黃色，內含**六鉤幼蟲**。

　　正常情況下，成蟲寄生於老鼠的小腸，蟲卵隨糞便排出體外，被鼠蚤或甲蟲等中間宿主吃入後，發育為**擬囊尾蚴**。終宿主老鼠或人類，因誤食帶有幼蟲的昆蟲便會遭受感染。幼蟲在人體腸道內發育為成蟲，一般並無症狀，當蟲體太多時才會引起腸胃不適及腹瀉。

　　可從人類糞便中檢驗是否有蟲卵，做為診斷依據。驅蟲藥物可用吡奎酮或 niclosamide。預防之道是不要吃甲蟲等昆蟲，注重個人、環境衛生，以及滅鼠、減少鼠蚤橫行。

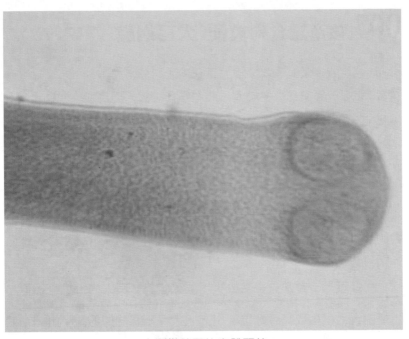

• 顯微鏡下的蟲體頭節

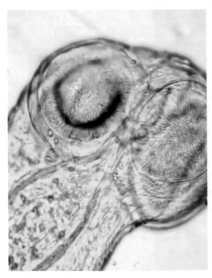

• 顯微鏡下頭部和吸盤

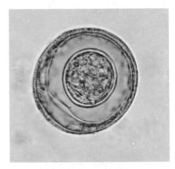

• 內含六鉤幼蟲的蟲卵，
具有診斷價值

007 孩童誤食狗糞便 犬弓蛔蟲

分布 全世界，沒有區域之別。存在於犬科動物體內。

摘要 這是一類常見寄生於犬、貓的蛔蟲，當人誤食感染型蟲卵，蟲卵於人體內小腸內孵化、無法發育為成蟲而在人體內亂竄，造成弓蛔蟲病，即幼蟲移行症。

醫學上常將寄生於人類的線蠕蟲分為**腸道**和**組織血液**兩大類。腸道線蟲中以蛔蟲最為人所熟知，但在醫師與獸醫師眼中，另一種狗的蛔蟲 —— 犬弓蛔蟲更形重要。因為牠引起的人類寄生蟲病不像蛔蟲病那麼簡單，吃吃打蟲藥是治不好的！

弓蛔蟲是一類常見寄生於犬、貓的蛔蟲，與人的蛔蟲有相似之形態和生活史。當狗或人誤食感染型蟲卵，臨床上會造成弓蛔蟲病，主要由犬弓蛔蟲或貓弓蛔蟲所引起。犬弓蛔蟲的外形像小蚯蚓，活體略呈粉紅色，成蟲前端有頸翼。雌蟲粗大，長約 7～10 公分（**最大可長 16 公分**）、直徑 2～4 公厘；雄蟲較小，長約 4～9 公分、直徑 1.0～1.5 公厘，尾端向腹面彎曲，具有一對交尾刺。蟲卵大小約 75 × 85 微米，表面具有凹洞，外形像似高爾夫球，蟲卵內有卵黃顆粒。

成蟲寄生於狗的小腸，蟲卵隨糞便排出體外，於適當環境下經兩、三個星期發育成熟變為感染型蟲卵。狗吃到感染型蟲卵後（狗吃狗屎較常見）蟲卵於小腸內直接孵化、發育為成蟲，此外，微小的幼蟲可經由母犬胎盤或授乳而傳給幼犬。

由於人類並非適當的宿主，人體內的蟲卵無法完成生活史。雖然幼蟲在人類小腸的環境中無法長為成蟲，但會亂鑽亂跑，穿過腸壁經由血液抵達肝、肺、腦、眼、腎或肌肉等組織，即犬弓蛔蟲病主要的臨床表現：**內臟幼蟲移行症**和**眼球幼蟲移行症**。抵達內臟或眼球的幼蟲會停止成長，而後被白血球包圍形成肉芽腫。

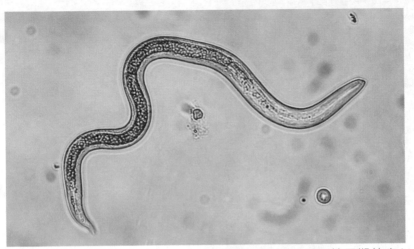

• 顯微鏡下的犬弓蛔蟲（第二期幼蟲）

　　犬弓蛔蟲病的患者多為五歲以下的幼童，至於眼部的幼蟲移行病變常見於這些病童中年紀稍大者，為何會如此？尚未有定論。根據研究，罹患犬弓蛔蟲病的小朋友大都有嗜異癖的傾向，對地上「奇異」的東西會抓起來放在嘴裡嚐。其傳播多因環境遭犬、貓糞便污染所致，預防的方法是避免兒童接近貓狗，定期替寵物（尤其是常在外頭趴趴走的狗）驅蟲，勿讓寵物隨地大便。

• 實體標本，右邊為體型較大的雌蟲

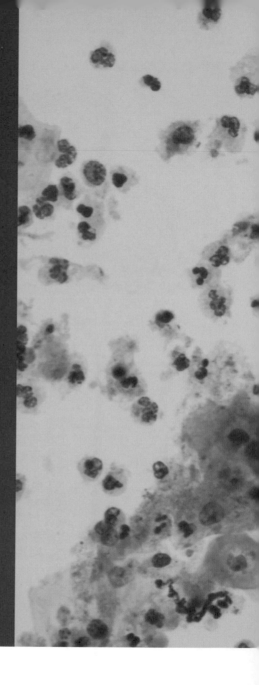

【第貳篇】

詭異的寄生

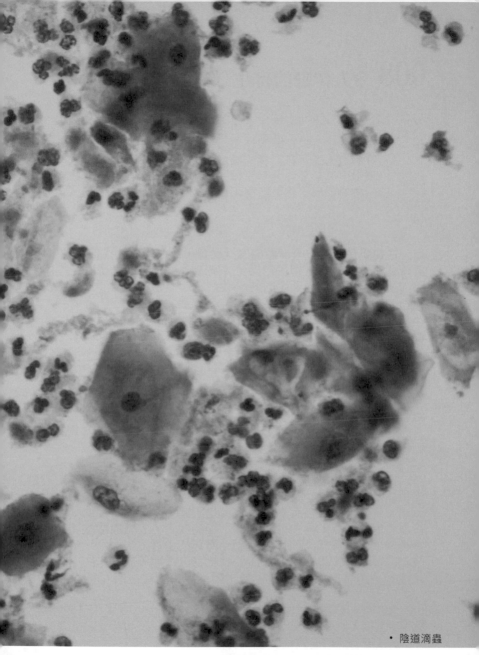

• 陰道滴蟲

蠅蛆病 myiasis
馬蠅 horsefly
犬複殖器條蟲
Dipylidium caninum

陰道滴蟲 *Trichomonas vaginalis*
卡氏孢子蟲 *Pneumocystis carinii*
舌蟲 tongue worm

008 令人作噁的寄生 蠅蛆病

分布 遍布全球，以衛生條件不良的第三世界國家為主。

摘要 最常見的是蒼蠅在開放性傷口或是受損組織上產卵，幼蟲孵化後靠吸取組織液和血液或啃食壞死組織而活，使組織受損，形成壞疽。感染部位通常潰爛及流出惡臭的分泌物，導致機能失調、皮膚受損，嚴重時會因細菌感染而致死

從**蠅蛆病**的字根來自希臘文「蒼蠅」myia 可知，這種寄生蟲病與蒼蠅有關 —— 由雙翅目昆蟲（主要是蒼蠅）之幼蟲寄生在人體組織內所導致的疾病。蒼蠅的幼蟲我們常叫做蛆蟲，蛆通常寄生在哺乳動物的表面傷口上，在畜牧業是很嚴重的問題，往往造成巨大的經濟損失；或是寄生在身體虛弱之人的開放腔（如耳、鼻、口腔）組織，使其組織受損，形成壞疽，感染部位常會潰爛及流出惡臭的分泌物，導致機能失調、皮膚受損，嚴重時更可因細菌感染而致死。蠅蛆病通常發生在衛生狀況不佳的鄉村地區或是第三世界國家。

很多蠅類都會引起蠅蛆病，如人膚蠅（狂蠅科）、綠頭蒼蠅（麗蠅科）、麻蠅（麻蠅科）與蛆症金蠅（麗蠅科）。其中蛆症金蠅（中國大陸譯為盾波蠅或皮蛆瘤蠅）與人膚蠅是引致蠅蛆病最常見的蒼蠅物種。

蠅蛆病的傳染途徑有三個：最常見的是蒼蠅在開放性傷口或是受損組織上產卵，幼蟲孵化後靠吸取組織液、血液或啃食壞死組織而活；有些蒼蠅會在耳鼻、口腔或是眼睛上產卵，孵出的幼蟲，爬行進入器官內部；另一種是透過不潔的飲食，人攝取遭蟲卵污染的食物或飲水，蟲卵因而進入人體。蠅類的生活史經歷卵、蛆、蛹至成蟲四個階段。雌蠅只會在活的動物身上產卵，於二十四小時內孵化成蛆，蛆會鑽入宿主的身體組織內，持續寄生時可能會結蛹。

預防蠅蛆病最基本的方法不外乎：
1. 注意個人衛生（特別是皮膚和口腔）。
2. 若皮膚有傷口要儘快就醫、妥善處理。
3. 注意環境衛生及確實執行防蠅措施。

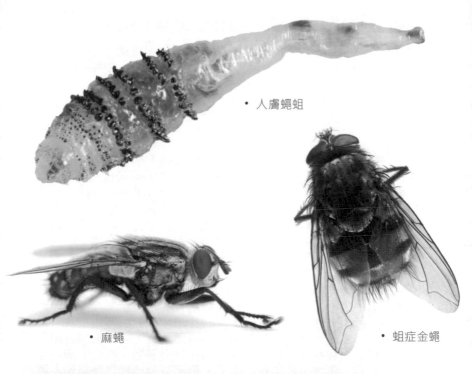

• 人膚蠅蛆

• 麻蠅

• 蛆症金蠅

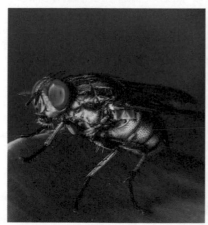

• 人膚蠅

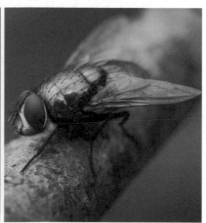

• 綠頭蒼蠅

009 我也會叮咬吸血 馬蠅

分布 全世界，但在夏威夷、格陵蘭島、冰島等地沒有。

摘要 雌馬蠅為了產卵而叮咬動物吸血，可做為傳播各種病原體的病媒角色。人被虻叮咬後會立即感到劇痛並出現明顯的皮膚紅腫，中央常有被咬的痕跡。

　　一般俗稱的馬蠅（或牛蠅）是種大蒼蠅，很早以前，世界各地就有紀錄與描述。像在非洲，當地土著統稱那些叮咬他們的馬、牛、羊的昆蟲為「蠅」，而這個字詞可能源自這些蟲子在飛行時所發出的「嗡嘎」聲。在分類上屬於雙翅目下的**虻屬**，各地的俗名大多與成蠅的外形或習性有關。除了夏威夷、格陵蘭島、冰島等島嶼和極地地區外，遍布世界各地，目前已發現有三千五百多種，中國、台灣等遠東地區有兩百多種虻。

　　虻屬的蒼蠅均為中大型，多數的體長在 1.5 到 2.5 公分間，最大的翼展有 6 公分。成蟲有明顯的大複眼，為帶有金屬光澤的黑色，短觸鬚三段，寬體，有黃色至黑色的身體和條紋腹部以及具有黑色斑點之膜翅。頭、胸部覆有短毛，但腹部沒有。腿的尖端有兩個側面和一個中央裂片的鉤爪，可用來鉤抓住附著物。物種的識別是基於頭部結構（觸角、前緣和上頜骨）細節以及翅膀之脈絡和身體的圖案。幼蟲（蛆）為長條圓柱狀，有小頭及十二環結節，周圍的節段稱為偽足，還有短剛毛（鬃毛）帶。

　　馬蠅主要是以花蜜和植物分泌物為食，雄蠅的口器結構較弱；雌蠅的口器形成了一個粗壯的刺構造，有兩對鋒利的切割刀片和一個海綿狀的部分，用來吸起從傷口流出的血液。只有雌蠅在叮咬動物時才能從血液中獲得足夠的蛋白質來產卵。蟲卵可在半乾旱又惡劣的棲息地中孵出幼蟲。雌馬蠅為了產卵而叮咬動物吸血，可做為傳播各種病原體的病媒角色。

　　人被叮咬後會立即感到劇痛並出現明顯的皮膚紅腫（即發型過敏反應），中央常有被咬的痕跡，由於叮咬時會分泌一種抗凝物質，故咬傷處常有出血不止現象。人誤觸其蛆時，也可能受到叮咬，亦會使皮膚疼痛刺癢並出現紅腫、丘疹或蕁麻疹樣的病害。

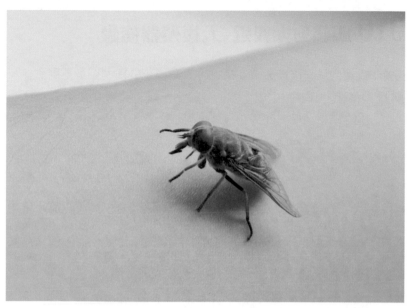

• 馬蠅叮咬人吸血

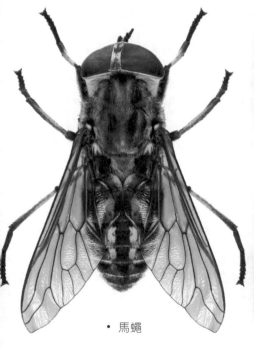

• 馬蠅

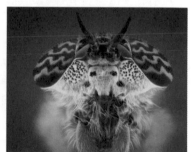

• 頭部特寫

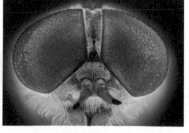

• 複眼特寫

010 跟貓狗太親近 犬複殖器條蟲

分布 遍及全球，以歐美國家為主。人類感染的病例至今不到百件。

摘要 人類因與寵物貓狗太親密互動，尤其是兒童在搞不清楚狀況下，讓這些蚤蝨透過各種管道進入人體消化道，便受到感染。

從犬複殖器條蟲的英文譯名或屬名中譯可知，其成熟節片呈現雙孔，受孕節片有許多貯卵囊；種名的中譯為犬，代表是與狗蚤蝨有關，所以又簡稱犬蚤條蟲。此條蟲雖然遍布全球，但人體（以兒童為主）感染報告不到百例，常見於歐美國家，據研判，這是歐美的父母較允許兒童與家中飼養的貓犬有較親密接觸。

成蟲體長 15 ~ 70 公分，共約有數十到上百多個體節。頭節具有四個吸盤及中央突起物，上有小鉤。成熟體節為長形，兩側都有生殖器孔，故有雙孔條蟲之別稱，每一邊都有一套雄性和雌性的生殖器官（複生殖器）。受孕體節內有許多貯卵囊，每一個貯卵囊含有 15 ~ 25 個蟲卵。蟲卵呈圓形，直徑 25 ~ 40 微米，內含六鉤幼蟲。成蟲寄生於狗和貓的小腸，受孕體節隨宿主的糞便排出體外，貯卵囊乾裂後釋出蟲卵。蟲卵被狗貓的蚤或蝨吃下後，會在中間宿主蚤或蝨的腸道孵出六鉤幼蟲，然後再發育為擬囊尾蚴。人類因與寵物貓狗太親密互動，尤其是兒童在搞不清楚狀況下，讓這些蚤蝨透過各種管道進入體內消化道內，便受到感染。在終宿主的小腸中，擬囊尾蚴發育為成蟲（在感染後約一個月）。隨著時間推移，體節成熟並受孕，跟犬貓一樣，受孕體節隨糞便排出體外，生活史又重新開始。

人類感染是罕見的，在過去的二十年中只有十六例人類的感染報告，幾乎所有病例都發生在兒童身上。大多數的感染並無明顯症狀，但有時會有輕度腹瀉、腹絞痛、厭食、煩躁不安、便秘及發燒等。

診斷的方法主要是檢查患者糞便有無體節或貯卵囊。預防感染的基本動作是妥善維持寵物的清潔、消滅體表皮毛的蝨蚤，以及請獸醫師定期驅除寵物體內的成蟲。

犬複殖器條蟲的構造與型態

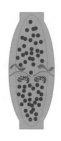

受孕體節

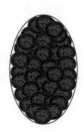

胚胎卵

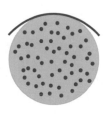

六鉤幼蟲胚胎

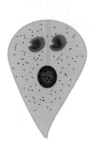

擬囊尾蚴

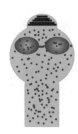

頭節突起物

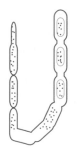

成蟲

011 少見的性接觸傳染病病原 陰道滴蟲

分布 遍布全球。存在於人體陰道、泌尿道及體外分泌物內。

摘要 陰道滴蟲主要是成蟲的營養體侵入陰道、泌尿道黏膜，透過不潔的性交而傳染。陰道滴蟲是目前所知較能藉由「體外污染」而在人類間傳播的性接觸傳染病病原。

滴蟲為一群單細胞、真核性的原生動物（原蟲），依寄生人體的部位可分成**腸道**原蟲、**腔道**原蟲及**組織血液**原蟲三大類。寄生於腔道的滴蟲都屬於鞭毛滴蟲如口腔滴蟲、陰道滴蟲。此類鞭毛蟲具有類似高基氏體但特化的副基體，生活史中不會有囊體形成。

分類上陰道滴蟲為後滴門下雙滴蟲目之六鞭科的滴蟲，其營養體平均約 7 x 13 公厘，是鞭毛滴蟲中體積最大的。水滴狀的無色蟲體有四根前鞭毛、一根向後的回鞭毛、短的波動膜，尾端沒有鞭毛伸出，但有一根軸柱。陰道滴蟲沒有囊體和保蟲宿主，人類是唯一宿主，主要經由性行為傳染，而接觸受污染的衛浴設備也有可能感染（滴蟲可在半乾燥的分泌物內存活一天）。主要寄生於陰道，因代謝醣類讓陰道偏鹼性，有利其他細菌滋生，使得分泌物增加及黏膜充血，引發搔癢和灼熱感。男性受到感染常為無症狀，偶見有尿道炎或攝護腺炎。

一般人對性接觸傳染病的傳播方式常感到迷惘，盲目「接收」各種五花八門的資訊。無論如何，與帶原者從事不潔的性交（任一方的生殖器有破皮，機會更大）通常會「中鏢」，至於體外傳染，如不潔的馬桶坐墊，則要看病原微生物的數量及對所處人體外環境的抗性如何（如乾濕度、時間等）而定。陰道滴蟲是目前所知較能藉由「體外污染」而在人類間傳播的性接觸傳染病病原。

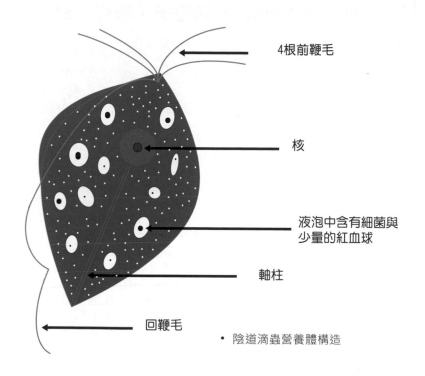

4根前鞭毛

核

液泡中含有細菌與
少量的紅血球

軸柱

回鞭毛

• 陰道滴蟲營養體構造

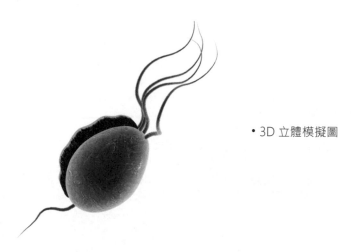

• 3D 立體模擬圖

012 體弱時才發病 卡氏孢子（肺囊）蟲

分布 遍及全球。普遍存在於環境中。

摘要 肺囊蟲寄生於人類肺泡，其傳染途徑仍不十分清楚。根據臨床觀察，大家比較同意的理論是原潛伏在人體之肺囊蟲的伺機感染。不過，近年來愈來愈多的證據顯示人與人之間的傳播是導致新感染發生的主要模式。

在未介紹前必先正名乎！ 1909 年卡瑞尼（Carini）博士在受感染的老鼠身上發現一種病原體，起初以為是一種新型的錐蟲，直到數年後另一位學者德拉諾斯（Delanoes）才確認這是一種以肺部感染為主的新病原體，為了紀念卡瑞尼博士發現此蟲，以其姓氏為拉丁文學名之種名，將之命名為 *Pneumocystis carinii*（*生物學名二名法的種名常有姓氏，通常在字尾會加上 i，如 mansoni、yokogawai*）。過去常將此姓氏誤譯為拉丁字「carina」（隆凸之意），故有「隆凸孢子（肺囊）蟲」之譯名，正確應為**卡氏孢子蟲**或**卡氏肺囊蟲**。起初由於形態學上的相似關係，此病原體被歸類為原蟲，1988 年後以核酸及生化的分析結果發現其實更接近於真菌。另一個與孢子蟲不同之處是卡氏肺囊蟲為細胞外寄生，這種分類不明確的情形，讓它位於孢子蟲與真菌之間。

小而圓的囊體，直徑約 5 微米，內含 8 個 1~2 微米大小的囊內體，營養體 1~5 微米，具多形性（常見橢圓形），生活史目前尚不清楚，普遍存在於環境中。

通常為潛伏感染，在免疫不全者有一半以上感染過此蟲，為愛滋病患者最常見的伺機性感染病原之一。引起的疾病稱為肺囊蟲病，是一種間質性漿原細胞肺炎，會造成肺泡隔膜增厚、膠原細胞侵潤、出現發燒、呼吸急促、乾咳。死亡原因是肺泡內充滿細胞分泌物，妨礙空氣交換，導致呼吸困難、窒息而死。

卡氏孢子蟲在體外也可存活（對消毒水有抗性），但目前仍不清楚其生活史。另外，從環境中感染也是可能的，但來源及模式依然還在研究中。鼠類被懷疑為傳播媒介，所以預防方法是從環境衛生著手。唯一的診斷方式是經由肺部穿刺或由氣管抽痰，檢查蟲體。

• 營養體 3D 立體模擬圖

• 囊體（黑色箭頭）玻片染色圖

013 蛙肉敷傷口反而得病 曼氏裂頭條蟲

分布 遍及全球,多見於東北亞、東南亞地區,台灣也有十幾件案例。

摘要 曼氏裂頭條蟲的成蟲寄生於終宿主貓、狗的腸道。人類可能因誤飲用含有劍水蚤的生水而成為第二中間宿主,亦有因生吃第二中間宿主或以生蛙肉敷傷口或膿腫處而受到感染。

大多數寄生人體的條蟲屬於圓葉目,少數屬於擬葉目。成蟲生長於脊椎動物的消化道,幼蟲則寄生在中間宿主的組織。寄生於人類的條蟲均為雌雄同體。本文的主角即是屬於擬葉目的曼氏裂頭條蟲。

曼氏裂頭條蟲的成蟲寄生於終宿主貓、狗(虎、豹、獅、豹貓、狐狸等動物亦可)的腸道,水生蚤類如劍水蚤為第一中間宿主,第二中間宿主為青蛙、蛇、老鼠、鳥類和豬等動物。人類可能因誤飲用含有劍水蚤的生水而成為第二中間宿主,亦有生吃第二中間宿主或以生蛙肉敷傷口或膿腫處治病(根據研究,一些澳洲、非洲及東南亞的土著有使用此法的習俗 —— 似有冰鎮、止血和解毒功效,曾是主要的感染來源。台灣亦聞有因此法受到感染的病例)而成為保蟲宿主。(蛙肉內的幼蟲自傷口或正常皮膚鑽入)。另有裂頭蚴或原尾幼蟲直接經皮膚或黏膜侵入。

曼氏裂頭條蟲的裂頭蚴被稱為孤蟲,此即是寄生於人體的型態。由於人類並非其適當宿主,無法發育為成蟲。孤蟲寄生於人體的皮下組織,常見的部位包括鼠蹊部、陰囊、股部及眼睛;症狀包括浮腫、發癢及疼痛等。裂頭條蟲病多見於韓國、日本、中國、印尼、菲律賓、馬來西亞及越南等國,美洲、澳洲、歐洲與非洲也有紀錄。台灣亦有十幾件的案例。最佳的預防方法是避免生食蛙、蛇肉或飲用生水,及避免皮膚直接接觸幼蟲蟲體。另外,具潛伏感染的動物應被禁止作為醫療用途,以免幼蟲或其他寄生蟲直接接觸皮膚而造成感染。貓、狗定期使用驅蟲藥,也有遏止作用。若裂頭蚴只局部寄生於皮下或眼眶周圍且數量不多,治療方法可行外科手術切除或酒精注射;眼睛部位的寄生以外科移除為最有效之療法。

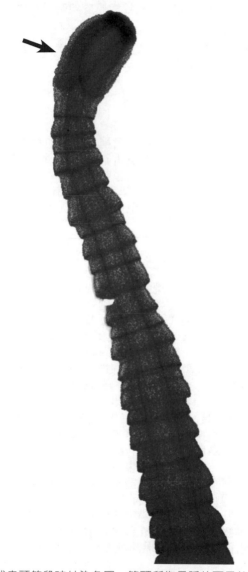

• 成蟲頭節段玻片染色圖，箭頭所指是隱約可見的吸溝

014 像謎一般的怪蟲 舌蟲

分布 遍及全球，人體寄生病例較常見於熱帶雨林國家。

摘要 舌蟲是一群分類不明的無脊椎動物，外形酷似脊椎動物的舌頭，僅有數種偶然寄生於人體，感染後其幼蟲會移行至鼻腔，引發鼻咽部位潰爛。

　　舌蟲其實是一個不好的中文名稱。一般也把寄生在魚類鰓部的甲殼類食舌蝨或食舌蟲，簡稱為舌蟲。本文所要介紹是一種謎樣的無脊椎動物，介於環節動物與節肢動物間的寄生性生物。由於牠的「身世成謎」，一直困擾著生物學家，有些學者將之歸類為甲殼綱；有些則認為它是退化的蟎；甚至有人將其從節肢動物分離出來，成為舌形動物門。

　　與人類較有關係的舌形蟲又稱五口動物類（其口器的五個鉤，看起來像有五個口，因而得名。但有四個只是顎足），約有一百三十種，均為被動式體內寄生。成蟲長形無足，最大的特徵是無色、透明又體軟，身長從數公厘到數公分，體表有近百個顯著環節段，但非真正的環節（內部並不分節）。蟲體前埠部突出，呈橢圓形（唯一的感覺器官），周圍有兩對可伸縮的尖牙狀口鉤，用以附著在宿主的組織上。該門動物沒有呼吸系統、排泄系統和循環系統，雌雄異體。因成蟲外形酷似脊椎動物的舌頭，因而為名。僅有數種偶然寄生於人體，引起疾病，分述於后。

　　一、歐洲舌蟲：成蟲主要寄生在狗的鼻道上吸血，也會寄生在羊、人類或其他動物。當動物宿主打噴嚏或流鼻水時，雌蟲在鼻腔所產下的卵會隨鼻黏液排出，若轉移至水中或植物上，常被草食動物（通常是兔子）吃入，蟲卵會在其體內孵化成四足幼蟲，幼蟲會移行經過腸壁而穿入肝、脾等器官，然後變成被囊幼蟲，經過數次脫皮及五、六個月的時間，發育為無足囊稚蟲。如果含有這種囊稚蟲動物宿主的肝脾等內臟被貓犬科動物或人類生食，稚蟲會經由消化道而進入鼻腔，最後長為成蟲，六個月後開始產卵。當稚蟲侵入鼻腔時會引起扁桃腺上皮組織浮腫充血，鼻咽喉部有時會潰爛。

　　二、非洲舌蟲：成蟲寄生於蟒或蛇的肺、氣管或鼻腔。人類因為吃進未熟的蛇肉或誤食遭蟲卵污染的水或植物而感染。在人體內

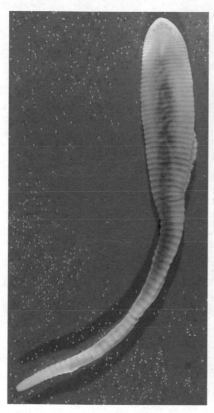

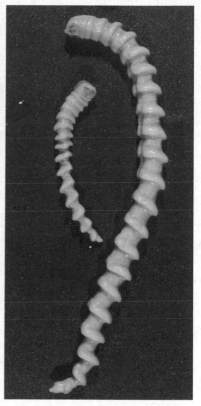

• 歐洲舌蟲成雌蟲實體標本　　　　　　• 非洲舌蟲成雌蟲實體標本

的生活史及病症表現與歐洲舌蟲相似。

　　三、亞洲舌蟲：成蟲亦寄生於蟒或蛇的呼吸道。由於人類非其
適當的終宿主，所以寄生於人類的舌蟲不會發育為成蟲，也無法產
卵完成生活史。從菲律賓、蘇門答臘及馬來西亞等地受感染的屍體
解剖報告中發現都是稚蟲；另外，1927 年在北京有一西藏人受感染，
死後經解剖，發現其肝臟有囊稚蟲，可見一斑。

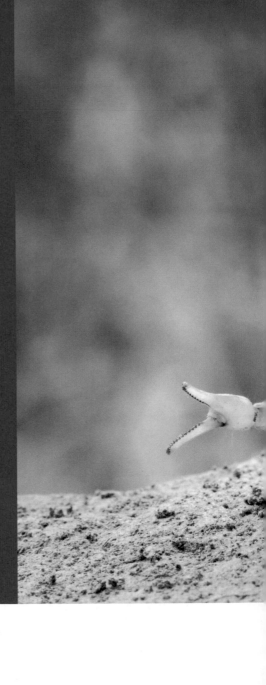

【第參篇】

又叮又咬

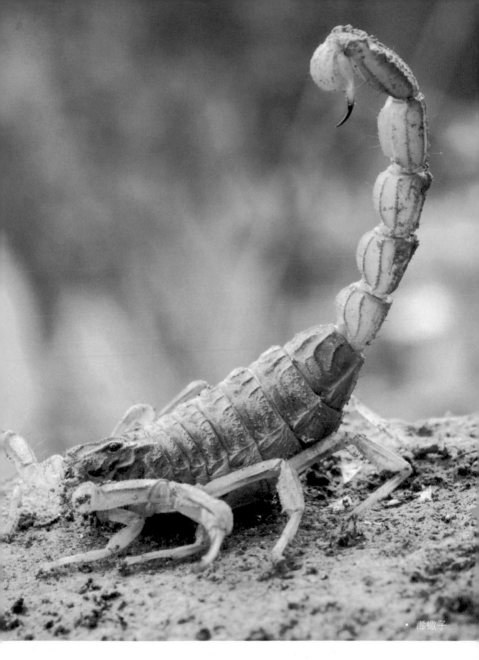

・毒蠍子

疥蟎 *Sarcoptes scabiei*	蜘蛛 spider	小黑蚊
陰蝨 crab louse	毒蠍子 scorpion	small black mosquito
頭蝨 head louse	虎頭蜂 tiger bee	南京蟲 bedbug
體蝨 body louse	火蟻 fire ant	
跳蚤 flea	蚊子 mosquito	

015 跟著人類走過冰河時期 疥蟎

分布 全世界，以亞熱帶地區為主。

摘要 疥瘡是種古老的皮膚搔癢病，具有高傳染性，透過附著有蟲體和蟲卵的衣物或床被單而在人與人之間傳染。疥蟎存在於人類的皮膚上，雌蟲啃食皮膚角質層，造成丘疹、劇癢。

　　疥瘡是種由**疥蟎**（或稱疥蟲）在人體外寄生所引起、具有高度傳染性的皮膚搔癢病症。疥瘡這個古老的疾病（英文 scabies 源自拉丁文的「癢」）在一般門診中時有所聞，也就是說老歸老但未完全絕跡。一千四百多年前，中國隋朝巢元方在其著作《諸病源候論》中已對疥瘡有所描述。宋代《事林廣記》，在其辛集下卷《風月笑林》中曾以「疥瘡五德」風趣又清楚地指出古人與現代人罹患疥瘡之相同病徵 —— 書中人物陳大卿因得了疥瘡而受到友人恥笑，大卿老兄笑談此病有「五德」，比一般的皮膚病要「高明」多了：此瘡不上人臉是「仁」；容易傳染是「義」；讓人又手搔癢是「禮」；生於不易察覺之處（手腳指縫、腋下、鼠蹊）是「智」；每天定時發癢是「信」。

　　疥蟎在分類上屬於蜘蛛綱、蜱蟎亞綱下蜱蟎目、疥蟎科，感染人類的疥蟎只有一種（與貓狗的疥蟎不同）。雌疥蟎在皮膚表面與雄蟲交配後，會啃食角質層（俗稱挖隧道）以獲取能量並方便產卵於 1～10 公厘的孔道內。疥蟎的數量及活躍性與其發病潛伏期有關，一旦疥蟎交配產卵，且大量孵化後，會啃咬表皮造成劇癢，其時間約 2～6 週不等。疥蟎的「挖掘」活動及蟲卵在孔穴裡的存在，使得皮膚出現類似過敏反應的癢狀，伴隨而來的是難忍的奇癢。由於疥蟎喜歡在夜間活動，晚上睡覺時癢感尤劇（秋冬蓋被子，體溫上升更利於疥蟎活動），甚至使人情緒煩躁，無法入睡。這種刺癢感會迫使患者耐不住地搔癢，進而導致疥蟎或蟲卵經由手指傳染到其他地方，最終遍布身體各處。「不上人臉」的原因是因為臉部皮膚少皺折，裸露於外，表皮溫度低。

　　疥瘡在皮膚上的表現非常多樣化，最常見的就是無數的丘疹散布全身。這些疹子最常出現在柔軟的皮膚，例如指縫、手腕、手肘內彎曲側、腋下、腹部及鼠蹊部與生殖器附近。若碰巧疥蟎正在皮膚上挖掘小隧道，這時，刮下皮屑置於顯微鏡下檢查，可看到疥蟎，

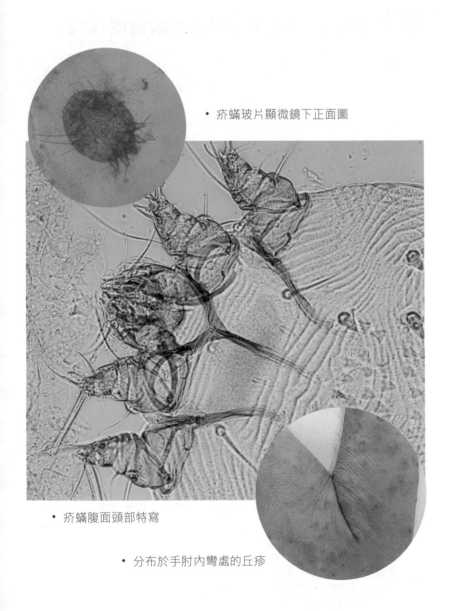

• 疥蟎玻片顯微鏡下正面圖

• 疥蟎腹面頭部特寫

• 分布於手肘內彎處的丘疹

即可確立診斷。另外，在生殖器附近則是會見到大顆的紅色結節，有時可大到 1 公分。這些病灶裡找不到活疥蟎，一般認為是疥蟎所引起的皮膚反應，治療上以外用類固醇為主。

016 也算是一種性接觸傳染病病原　陰蝨

分布　全世界。

摘要　陰蝨是一種絕對寄生於人體、以吸毛髮根部血為食的昆蟲。陰蝨進食時以爪子抓住皮膚，其口器可穿刺皮膚、注入有刺激性的唾液後（引起的搔癢感與過敏反應有關）吸血。

　　陰蝨是一種絕對寄生於人體毛髮根部、靠吸血為生的昆蟲，分類上屬於新翅亞綱下的囓蟲目陰蝨科，會寄生於人體的蝨子有陰蝨、頭蝨、體蝨，頭蝨與體蝨在分類上均屬人蝨。陰蝨成蟲約1~3公厘，有六隻腳，一對觸角，沒有翅膀。因常見於陰部，故稱陰蝨。腳的末端形成銳利、甚大的鉤狀爪，可以讓蝨子牢牢的抓住皮膚、毛髮或衣物。台語稱陰蝨為「八腳」，可能是蟲體大小肉眼隱約可見，再加上一對觸角，才被前人誤認為有八隻腳。

　　陰蝨的體型扁平透明，經常緊貼於毛髮根部，肉眼不易察覺。但當牠叮咬吸血後，體內充滿人血呈鐵鏽色，遠看像是掉落的皮屑，又因其身體長寬略為相等，用放大鏡細看如同小螃蟹，故英文俗稱蟹蝨。陰蝨雖可寄生於大部份的人體毛髮間，但特別好犯陰部的原因可能與陰部體溫較高有關。它的腳足較頭蝨寬廣，使它易於疏落的陰毛間攀爬。雌蝨一生的產卵數無確切記錄，在成蟲平均二十幾天的壽命，每天只產兩、三顆卵。陰蝨的蝨卵大小約0.8公厘、白色，緊密的黏附在毛髮底部靠近皮膚處以獲得孵化所需足夠的熱能，蝨卵是很難從毛髮移除的。

　　陰蝨為不完全變態發育，其生活史分為：
- 卵：一般呈白褐色、橢圓形，數量多時，用放大鏡看，似一串黏在陰毛上的「稻穗」。孵化期約為一週。
- 若蟲：為卵孵化為成蟲之前的態。若蟲與成蟲相似，只是體型較小，成長期亦為一週左右。
- 成蟲：體色灰白，腹短，分節明顯，中後足特別強壯。一般壽命是20~28天，所有脫離人體的陰蝨會在兩天內死亡。

　　陰蝨患者最主要的症狀是癢（特別是在夜晚睡覺時），這是由於蝨子的唾液會引起人體的過敏反應，造成發炎，引發癢感。陰蝨吸血處幾小時或幾天後可能出現紅色的斑點或丘疹，有時會出現急

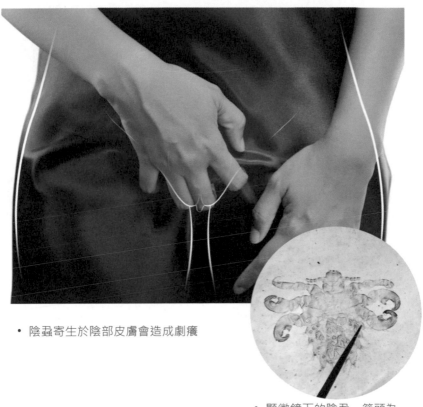

• 陰蝨寄生於陰部皮膚會造成劇癢

• 顯微鏡下的陰蝨，箭頭為
  鈎狀爪，有利在毛髮間攀爬

性的**膨疹**，此屬於立即性過敏反應。因搔抓有可能引起續發性細菌感染導致腹股溝的淋巴結腫大甚至發燒。有的患者會感覺到有東西在爬動，甚至有人是自己發現陰毛處有蟲，門診偶爾會遇到患者自己帶著抓到的蟲體來求診。

　　由於陰蝨不具飛、跳能力，只能透過陰部親密接觸時直接傳給他人，但也可經由衣服、床單及毛巾等媒介間接接觸傳染。有一派說法是陰蝨的治療不需要剃除毛髮，直接使用熱水及肥皂（硫磺皂）清洗陰部後塗抹藥膏。但為了保險起見，還是剃淨陰毛及肛周毛髮並焚毀；將被污染的衣物、床單、被罩蒸煮或開水澆燙消毒（杜絕間接傳播亦是重點），殺滅蟲卵及成蟲。

017 小時候很常見 頭蝨

分布 遍及全球。

摘要 只寄生於人類的頭髮或頸部的毛髮之中。雌頭蝨在頭皮附近的毛髮上產卵,幼蟲和成蟲相似。頭蝨以血液為食,吸血時會導致頭皮發癢。頭蝨可能帶有其他病菌,易引發續發性感染。

　　昆蟲綱為節肢動物中數量龐大也最重要的生物,在醫學上與人類的關係密切,為許多傳染病的病媒。昆蟲的身體分為頭、胸、腹三部份,有對足及一對觸角,翅膀可有(一對或兩對)可無。重要的醫學昆蟲之一即是蝨子。蝨子體型特色為上下扁平,有體色較深的頭蝨與較淺的體蝨及陰蝨,寄生於人體體表吸血或為病媒。

　　頭蝨在分類上屬於蝨亞目下的蝨科,最特別之處是只寄生於人類的頭髮或頸部毛髮中,在人體其他毛髮上寄生的蝨都不是頭蝨。除了前文的陰蝨外,寄生於人身上的蝨子只有體蝨和頭蝨,分類上同為蝨屬,學名為人蝨。

　　頭蝨的體色呈深褐色,前足較粗大,以便抓緊毛囊。成蟲羽化後十小時即可交配,一兩天後可在頭皮附近的毛髮上產卵。每天產下五、六粒(一生可產 50 ~ 100 粒),黏附於髮根。蟲卵的大小相當於中打字 12 號的句點(如 。),呈淺黃褐灰色,需 7 ~ 10 天孵化成稚蟲,若蟲卵因各種原因(如被密梳刷離毛髮)無法孵化便會死亡。稚蟲和成蟲相似,只是形體較小。稚蟲以血為食,8 ~ 10 天進行三次變態(脫皮)便會長為成蟲。成蟲也要吸血,特別是雌蟲有產卵需求。成蟲壽命約 10 ~ 25 天,整個生活史約三週,脫離人體的成蟲會在兩天內死亡。頭蝨的性別在完全成為成蟲前不易判定。

　　頭蝨寄生較體蝨更為普及,在已開發國家亦有。現已少見是因為殺蟲劑很有效,但要注意的是頭蝨吸血時可能導致其他病菌二次感染。如患者在抓癢時弄破頭皮,會加速相關感染。頭蝨常感染年紀小(8 ~ 15 歲為好發群)、留長髮的小女生。

　　感染途徑主要是經由「接觸」,除了與患者親密接觸外,共用毛巾、衣物、梳子等亦有可能受到感染。

頭蝨 head louse;*Pediculus humanus capitis*

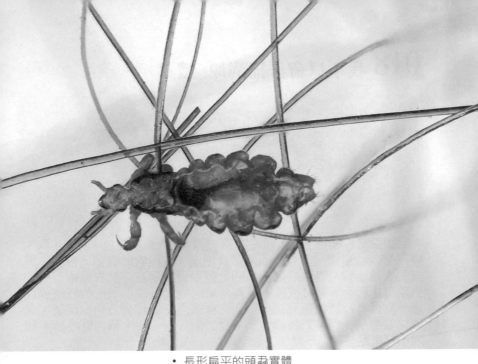

• 長形扁平的頭蝨實體

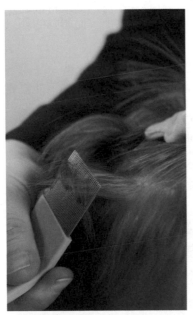

• 用藥劑洗頭及密梳梳理
  可改善頭蝨問題

防治頭蝨的方法有：
1. 定期用熱水清洗衣物及床上用品如枕頭套。
2. 避免與頭蝨患者有任何親密接觸或共用物品（如梳子、帽子、衣服、枕頭等）。
3. 適度的洗頭 —— 若因頭癢而太常洗頭反而會洗掉頭髮間的油脂，提高感染的風險。
4. 使用有藥性的洗髮精或噴灑藥水，使用後24小時內禁止洗頭。使用密齒的梳子可刷去蟲卵，但患者使用過的梳子必須徹底清洗後才能再用。
5. 一人長頭蝨，其他同住的兄弟姊妹也要一起治療，以免交替重覆感染。

018 我不只會傳播病原 體蝨

分布 遍及全球。

摘要 體蝨主要是扮演病媒的角色，常見於衛生不良的地區，原本存在於衣縫中的體蝨跑到皮膚上吸血。被叮咬後，軀幹皮膚可見因體蝨叮咬所引起的紅斑或丘疹。

體蝨是一種寄生於人體的蝨子，呈深褐色或灰鏽色，有頭、胸、腹三節及六隻腳。常見於衛生不良地區。在內衣的衣領，褲腰，褲襠的衣縫處容易發現成蟲及蟲卵，體蝨最初是存在於衣縫中但會跑到皮膚上吸血。被叮咬後，軀幹皮膚可見因叮咬而引起的紅斑或丘疹，常伴有線狀抓痕及血痂，久之會產生苔蘚樣變及色素沉著，偶爾伴發癤病。搔癢為持續性，常見於肩、腹、臀。藉由叮咬所引起的小紅斑點可做為診斷。

體蝨與頭蝨在外觀上沒有區別，也能在實驗條件下進行雜交。在自然狀態下，它們有不同的「棲息地」，通常不會遇到。特別的是體蝨已進化成能暫時離開人體並將蟲卵產在衣物上，而頭蝨的卵只能附著在毛髮的基部上（*須在活體*）。

體蝨的生活史可分為三個階段：
- 卵：又稱為 Nit，呈橢圓形，通常是黃色到白色。體蝨可能需要一、兩週才能孵化。
- 若蟲：若蟲是自卵孵化後，長為成蟲之前的形態。若蟲的樣子與成蟲相似，只是要小很多。若蟲的成長也需要吸血，9～12 天後長大成蟲。
- 成蟲：約像芝麻般大，2.5～3.0 公釐，雌蟲較大，一般成蟲的壽命是 40 天，但所有脫離人體的蝨子均會在三天內死亡。

體蝨主要是扮演病媒的角色，傳播的重要疾病有**流行性斑疹傷寒**、**戰壕熱**及**流行性回歸熱**。體蝨咬傷的臨床診斷不難，仔細找到蟲體或蟲卵即可，但要與瘙癢症，癢疹，疥瘡結節等區別。

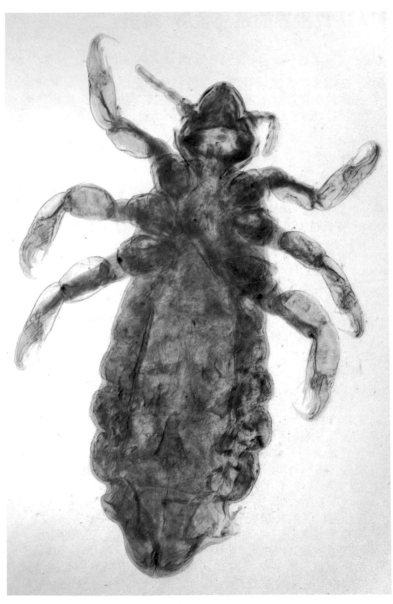

• 玻片顯微鏡下的體蝨

019 昆蟲界的跳高金牌 跳蚤

分布 遍布全球，以溫帶及亞熱帶較常見。

摘要 在哺乳動物的棲息地，成蟲發育完全破繭而出，尋找適合的動物寄生吸血。寵物貓狗從戶外帶來的跳蚤，偶爾跳到人身上叮咬，引起皮膚紅疹、搔癢等過敏反應。

　　跳蚤與蝨子都是屬於六隻腳的體外寄生性昆蟲，最簡單的分辨特色是蝨為上下扁形；跳蚤是左右扁形。（所以我常說：「五穀要分難，蚤蝨區別易。」）跳蚤在分類上屬於有翅亞綱下的完全變態類的昆蟲，屬於蚤目或稱微翅目 *Siphonaptera*，此目名的中文意思即說明了蚤的兩大特徵 —— 口器有如虹吸管、翅膀完全退化。成蟲形態小，體長約 1~2 公厘，外表雖特殊（極易與其他昆蟲區別），但內部構造與一般昆蟲無異。腹部寬大，有九節，足均有剛毛或刺，便於迅速抓住和穩固於宿主體表毛髮間。側扁、體壁硬，第三對（後）足特別強壯發達，一彈躍可達數十公分高。具銳利的刺吸式口器，用於吸吮。成蟲通常寄生在溫血動物身上，少數在鳥類。

　　跳蚤四個生命時期，分述如下。（有蛹、繭時期可稱為完全變態）
* 卵：雌蚤於首次吸血後，1~4 天開始產卵，每次吸血後產卵 3~18 顆。乳白色的卵需要一週時間孵化。幼蟲無視覺，破殼而出後躲在陰暗處，如沙、縫隙、裂縫和床單裡。
* 幼蟲：呈圓柱狀的長型幼蟲有三個齡期，時間可拖至百日（視蚤種及食物而定）。若有充足的食物（幼蟲以塵土內的有機物質、成蚤消化過的血塊或糞便為食），幼蟲能在一、兩週內化蛹、成繭。
* 蛹：成熟的幼蟲，在 7~14 天內會自行織成一個絲狀的繭，脫皮化蛹於其內。蛹期短則 7~10 天，長可達一年。
* 成蟲：經過一段時間，繭內的成蟲發育完全，破繭而出。牠們也有可能在繭內待上整個冬季，直到牠們「感覺」一些訊號（與蚊子類似，感知熱源與二氧化碳），知道宿主來了。當跳蚤成熟破繭，主要目標就是尋找「血源」，然後進行繁殖。

　　成蟲必須吸血才能交配繁殖。雌蟲通常產卵在宿主體表，蟲卵很容易被宿主搔抓而掉在地上，所以，宿主生活的地點常是卵和幼蟲的棲息生長地。動物血營養滿分，為了「嚐鮮」，跳蚤的身體也

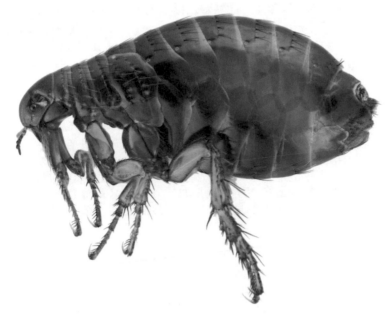

• 跳蚤實體圖

漸漸進化 —— 被甲殼包覆的蟲體特化成左右扁形流線型，是為了在宿主毛髮間迅速移動。分類學家曾有個假說 —— 跳蚤的祖先應該是有翅膀的，但在動物皮毛間展翅不便，乾脆退化，取而代之的是進化成具有與自身輕盈體態完全不成比例的「彈簧腿」。畢竟牠的生存目的只有跳起、吸血和繁殖。跳蚤的生命週期長則數年，最短一年。繁殖能力很強，雌蟲一生可產超過五千顆的卵。理想的生存溫度是 21～30℃（動物體表溫度差不多如此）。

台灣地區的蚤類以多毛蚤科的十三種為最多，其中以貓蚤、狗蚤、歐洲鼠蚤、印度鼠蚤最常見。當家中的寵物貓狗在戶外「趴趴走」，身上帶著跳蚤回家時，偶爾（常是被狗爪搔下）跳蚤會掉到地上、床上，若久沒吸血，一急之下便跳在人腳上、身上叮咬。被跳蚤咬到時會很癢，然後出現一顆顆「紅豆冰」，而這個紅疹（皮膚過敏反應）很久才會消，甚至形成疤痕。另外，讓跳蚤「聲名大噪」的並非咬了會癢，而是鼠蚤為傳播鼠疫和地方性斑疹傷寒的病媒。

020 百足之蟲死而不僵 蜈蚣

分布 遍及全球，以溫帶、亞熱帶地區為主。野外山區樹林。

摘要 意外與人類接觸，會用毒爪口器咬傷人。被蜈蚣咬到除了疼痛外，可能會有嚴重腫脹、發抖、發燒和虛弱等。小孩和有過敏體質的人若被蜈蚣咬傷較有威脅性，可能產生過敏性休克。

我們俗稱的蜈蚣又名百足蟲（centipede 的 centi- 是百之意；-pede 為足），指的是在生物學上被歸類為唇足綱的一群節肢動物。因種類的不同，實際上足數不一，有少於 20，也有超過 300 隻腳的，腳的數目可從 7 對到最多 177 對（所以「百足」只是形容）。不過，以常見的種類來說，大多是 15、21 或 23 對居多（很奇妙！一定是奇數對足）。

蜈蚣的身體扁平，分為軀幹及足兩部份。頭部有一對觸角，有大顎一對，小顎兩對。特徵是首節的附肢特化為一對毒爪（能夠注射毒液的鉗狀前肢），內有毒腺。為肉食性，先毒死（昏）昆蟲或小動物再吃食。用氣管系統呼吸，兩側有氣門交換氣體。蜈蚣的體型有小至數公厘的倒地蜈蚣與石蜈蚣，也有大至約 30 公分的蜈蚣目蜈蚣，顏色通常是土褐色與棕色及紅色組合，視環境不同會有所變化。全世界大約有八千種的蜈蚣，其中三千種已被描述常見於世界各地。蜈蚣的地理分布十分廣泛，甚至越過北極圈。由於蜈蚣沒有表皮蠟質，水分流失很快，所以需要潮濕的棲息地以補充水分，比如土壤、落葉堆、石頭與腐木下等。台灣所發現的蜈蚣有十六種，分屬於兩科：蜈蚣科（頭部兩側各有四個成叢的單眼），下有蜈蚣屬、衛蜈蚣屬和耳孔蜈蚣屬等三屬；至於盲蜈蚣科（無眼睛構造）則有盲蜈蚣屬（21 對足）、棘盲蜈蚣屬（23 對足）。

成人意外被蜈蚣咬後，除了感到疼痛外可能會有嚴重腫脹、發抖、發燒和虛弱等症狀，但不至於致命。小孩和有過敏體質的人較危險，過敏者可能產生過敏性休克，較需留意。若居家發現有小型蜈蚣闖入，不用害怕，即使誤觸也不被咬傷，因為小蜈蚣的口器單薄，無法咬穿人的皮膚。

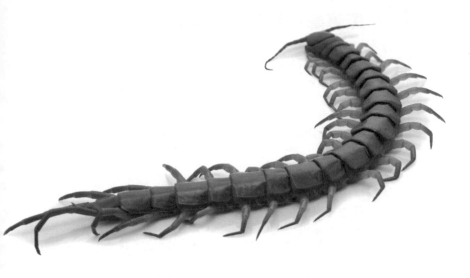

• 正常體長的棕蜈蚣 (約 8 到 15 公分)

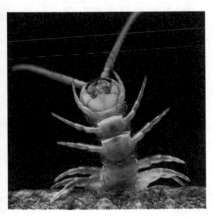

• 蜈蚣頭部特寫

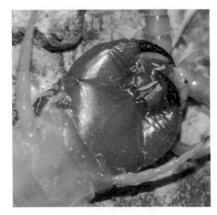

• 毒爪口器

021 黑寡婦不是最毒 蜘蛛

分布 遍及全球，世界各地有不同的蜘蛛會咬人。

摘要 蜘蛛通常不會主動攻擊人類，除非我們誤闖牠的領地並有機會近距離接觸。四萬五千種蜘蛛中絕大部份無毒害，對人類的致病性主要是口器咬穿皮膚時的劇痛，若注入神經性毒液量大時才會造成呼吸肌痙攣及彌散性血管內凝血。

我們常用「黑寡婦」來形容心狠手辣的女人，這是源自對蜘蛛的粗淺了解 —— 蜘蛛這種生物確實屬於「母系社會」，公蜘蛛只扮演交配的角色，當授精工作完成後，母蜘蛛會毫不猶豫地把公蜘蛛吃掉，美其名是為了產卵所需的能量，不管公蜘蛛肯不肯。反正公蜘蛛也沒有太多的意見，只為了一渡春宵，能逃即逃。其中以**紅斑冠蛛**又叫黑寡婦蜘蛛名聲最響，但牠在少數會咬人又注射毒液的蜘蛛裡只排第三，最毒的第一名是**雪梨漏斗網蜘蛛**，第二則是**巴西流浪蜘蛛**又被稱為香蕉蜘蛛。

蜘蛛是屬於螯肢亞門的節肢動物，有兩段體節，八隻腳，沒有咀嚼器官。目前已知約有四萬五千種蜘蛛，蜘蛛目是蛛形綱中數量最多的一個。大部分的蜘蛛，都可以用口器螯咬並注入毒液來殺死獵物或保護自己，不過，只有約兩百種會咬人。被咬後一般只有痛感，沒有病症的威脅。不過上述三種蜘蛛的毒液較強，若毒液注入體內的量大，可能會有致命的危險，必須盡快施打抗毒血清。俗稱「高腳蜘蛛」、閩南語稱之為「蟧蜈」（似北京話讀音「喇牙」）的白額高腳蛛，喜歡潛入住宅、農舍，在台灣是最大型的室內棲息蜘蛛。分布於世界各地，常棲息於室內、外牆壁，不會結網，但會主動補食蟑螂（主要天敵），因此可被視為「益蟲」。

蜘蛛的口器旁有兩隻短短的觸肢，比腳足明顯短小，相當於昆蟲的觸角，有觸覺、嗅覺和聽覺的功能。蜘蛛的螯肢進化成牙，通常用來咬住獵物並注射毒液。原則上蜘蛛不會主動攻擊人類，除非我們誤闖牠的領地並有機會近距離接觸。蜘蛛對人類的致病性除了毒液的量與生化反應外，一般蜘蛛的毒液是種強效的神經毒素，主要是導致呼吸肌肉出問題，最後出現窒息和死亡；至於黑寡婦的毒液是會帶來嚴重的肌肉痙攣；另外，還有引起彌散性血管內凝血的作用。

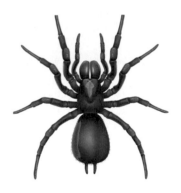

• 雪梨漏斗網蜘蛛

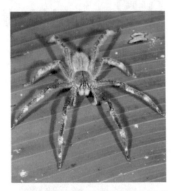

• 在香蕉葉上的巴西流浪蜘蛛

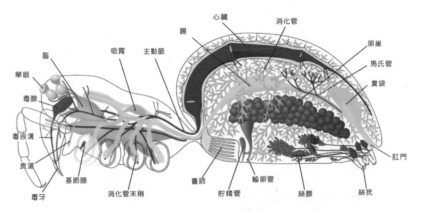

• 雌蜘蛛的內部解剖示意圖

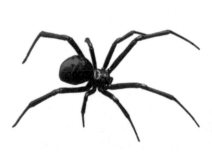

• 黑寡婦蜘蛛

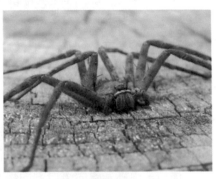

• 白額高腳蛛

022 小心尾刺 毒蠍子

分布 除了南北極和部分極寒帶，其他地區均有分布，主要是熱帶和
亞熱帶。
摘要 蠍子通常不會主動攻擊人類。蠍子有一彎曲而尖銳的尾針與毒
腺相通，螫人時毒液通過尾鉤進入人體，可引起中毒。各種蠍
子的毒性不一，原則上大都無毒。

　　蠍子是一種八隻腳的節肢動物，與蜘蛛同屬於螯肢亞門、蛛形
綱，目前所知蠍目下約有一千種蠍子。除了南北極和部分極寒帶，
其他地區均有分布，主要在熱帶和亞熱帶。

　　在這一千多種蠍子中，體型與外骨骼幾丁質的顏色差異頗大。
從最小 2 公分的**埃及柱尾蠍**到 40 公分的**真帝王蠍**；顏色大概是淺褐
色、黃紅棕色到黑色，最怪的是淺藍色的真帝王蠍。蠍子有一彎曲
而尖銳的尾刺與毒腺相通，螫人時毒液通過尾鉤進入人體，可能引
起中毒。各種蠍子的毒性不一，原則上大都無毒。亞洲東方的毒蠍
其毒力相當於眼鏡蛇毒，可致命。蠍毒為一種無色毒蛋白，主要作
用屬於神經毒，對呼吸中樞有麻痺作用，對心血管有興奮作用，嚴
重者可以致死。此外，還可能發生出血和溶血，偶爾引起胰腺炎和
血糖增高。

　　一般被毒蠍螫傷後，局部會出現一片紅腫，有燒刺感，中央可
見螫傷痕跡，輕者一般無全身症狀。如被劇毒類蠍子螫傷，會出現
全身中毒的現象，其症狀有頭暈、頭痛、嗜睡、流涎、畏光、流淚、
噁心、嘔吐、口與舌肌強直、呼吸急促、脈搏細弱和肌肉痙攣等。
若被螫者為幼兒，病情進展迅速，刺傷局部常迅速出現劇烈疼痛，
持續數分鐘至 24 小時，但常無明顯紅腫，有流淚、流涎、大汗、全
身肌肉痙攣、高血壓等，重症病例則可能發生心肌損傷、休克、肺
水腫，甚至呼吸麻痺而死亡。

　　一旦被蠍子螫傷，基本處理與毒蛇咬傷相同，尤其是兒童，應
以重症看待。立即用皮帶、布條等綁紮傷口的近心端，以防止毒液
擴散。再以小刀、碎玻璃等尖銳物品用火消毒後以「十」字形切開
傷口，深達皮下，拔出毒針，用弱鹼性液體如肥皂水、淡氨水沖洗
傷口，由綁紮處向傷口方向擠壓排毒，持續二、三十分鐘，或用拔
火罐法排毒。若傷口周圍皮膚紅腫，可用冷毛巾或冰袋冷敷。另外，

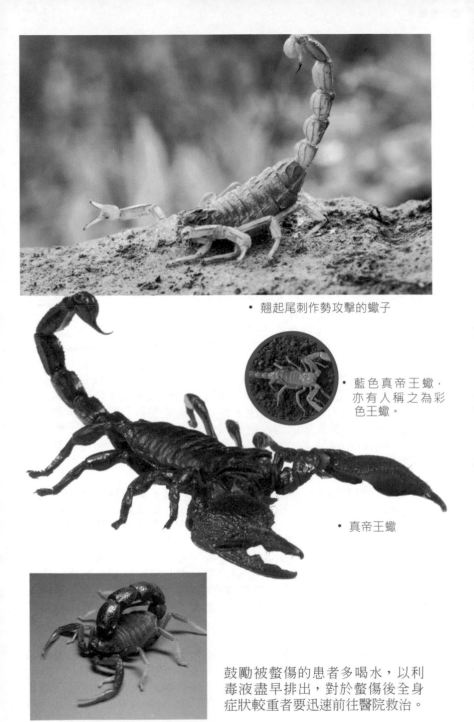

• 翹起尾刺作勢攻擊的蠍子

• 藍色真帝王蠍，亦有人稱之為彩色王蠍。

• 真帝王蠍

鼓勵被螫傷的患者多喝水，以利毒液盡早排出，對於螫傷後全身症狀較重者要迅速前往醫院救治。

• 埃及枉尾蠍 / 周正文提供

023 千萬不要去招惹 虎頭蜂

分布 亞洲，以亞洲東部、東南部的溫帶和亞熱帶地區為主。

摘要 虎頭蜂是最危險的昆蟲之一，若你去招惹牠，雌攻擊蜂會用尾端沒有倒勾的毒刺螫人。引起局部紅腫、劇痛、頭暈、血壓升高甚至昏迷，還有黃疸、腎衰竭、肺水腫、心肌梗塞等症狀。

在台灣常見會螫人的蜂類為胡蜂（俗稱黃蜂）及野生蜜蜂（如義大利蜂和中國野生蜜蜂），其中以個頭大、毒液多的胡蜂對人類的威脅性較大。虎頭蜂是分布於亞洲地區的黃蜂，亦為全世界體型最大的胡蜂，分布以亞洲東部、東南部的溫帶和亞熱帶地區為主。正式說來，胡蜂是黃蜂的一種，目前已知在分類上屬於膜翅目、胡蜂科的有一萬五千多種。虎頭蜂在分類上為胡蜂屬，是亞洲地區最危險的昆蟲之一，有許多傷人的案例。虎頭蜂在各地有許多不同的俗名，如中華大虎頭蜂、台灣大虎頭蜂、金環胡蜂、日本大黃蜂等均是指同種虎頭蜂。雄蜂身體長型，約 1.6～4.0 公分，胸背呈黑色，側肩是褐色，腹部前半鮮黃色，翅膀是褐色或透明。各地的虎頭蜂體色變化很大，有些為暗棕色，部份有明顯的黃色條紋，共同特徵為尾部尖端是黃色。上個世紀自義大利流行到全球的「偉士牌」機車，即是以胡蜂屬 *Vespa* 為名，強調這種機車的外形與性能如胡蜂般剽悍。

一般的虎頭蜂有複眼、觸角及口器大顎，肉食性，對被牠獵食的昆蟲來說，大顎極具威脅性（常見五、六隻黑尾虎頭蜂就可佔領摧毀一窩採蜜的蜜蜂），但攻擊其他動物或螫人時，我們較怕的是雌攻擊蜂尾端沒有倒勾的毒刺（不像一般蜜蜂有倒勾的刺，叮人飛走後，內臟會隨著勾刺留在動物體內，因此蜜蜂螫人後常會「玉石俱焚」），可以一直不停地連續攻擊。虎頭峰的封閉式蜂巢為橢圓形，是由雄性工蜂咀嚼後的樹皮纖維和泥土所組成，秋天巢型最大。蜂巢會隨著蜂群數量的增加而愈來愈大。冬天時，所有的蜂會自然死亡，僅剩女王蜂和卵過冬。

在台灣有七種毒性較強的虎頭蜂，包括黃腰虎頭蜂、黑腹虎頭蜂、黃腳虎頭蜂、台灣大虎頭蜂、黑尾虎頭蜂（姬虎頭蜂）、擬大虎頭蜂、威氏虎頭蜂等。虎頭蜂的毒液到底可不可怕？根據研究，以黑腹虎頭蜂的毒囊為例，充滿時可擠出 5 微升的毒液，1 微升可殺

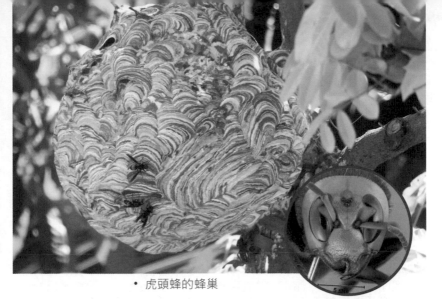

• 虎頭蜂的蜂巢

• 台灣大虎頭蜂
頭部特寫

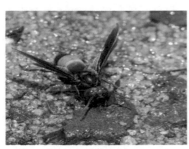

• 黃腰虎頭蜂

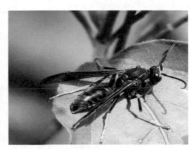

• 黑腹虎頭蜂

死十隻小白鼠。以此估計，約需上百隻虎頭蜂毒液才足以危害人體。虎頭蜂的毒液含有一種「致死蛋白」和「鹼性蛋白」，人體被蜂螫後，產生的症狀從局部紅腫、劇痛、頭暈、血壓升高甚至昏迷，還有黃疸、腎衰竭、肺水腫、心肌梗塞等大小症狀，大致分為局部、全身性中毒症狀及過敏反應三大類。

　　虎頭蜂對白色及光滑的東西沒有興趣，在野外不要噴洗香香及留下食物殘羹，以免「招蜂引蝶」。要聽聲音、看狀況，如發現有少數巡邏虎頭蜂圍繞，表示附近定有蜂巢，先靜止不動仔細觀察，朝反方向躲避。若遇到蜂群攻擊時，應分秒必爭分開快跑，並保護頭部，可用衣物蓋頭，或一面跑一面用衣物在頭頂輪轉，將衣物拋出，朝反方向快跑。若環境許可，可鑽進草叢，如有溪流或湖邊，可潛入水中暫時躲避。

024 好厲害的紅狗蟻 火蟻

分布 全世界，以熱帶、亞熱帶為主。

摘要 當人類搔擾破壞火蟻的蟻丘時，才會傾巢而出攻擊人。以大顎抓住目標物的皮膚，然後用腹部尾端的螫針連續多次刺入皮下，注入毒液。螫人時會產生如被火燒傷的灼熱感與發癢，進而引發二次細菌性感染及毒性蛋白的過敏反應。。

  台灣話常用「好厲害的紅狗蟻（注音發音ㄍㄠ‧ㄏㄧㄚˇ）」來形容好強的人事物，由此可知，老一輩的台灣人對有攻擊性的紅螞蟻印象深刻。紅螞蟻其實是直譯於英文 red ant，一般常誤以為與紅火蟻（其實就是火蟻）是相同的螞蟻名稱，所以，紅火蟻直接叫火蟻較不會搞錯。火蟻屬於蟻科、火蟻目、火蟻屬的昆蟲，目前全世界已知的螞蟻超過一萬種，火蟻則約有 266 種。全球性分布，以熱帶、亞熱帶為主。台灣舊紀錄中有三種火蟻：**獵食火蟻**和**知本火蟻**均為本土的火蟻；另一則是四十多年前移入台灣的外來種 —— **熱帶火蟻**，大都群居在台灣南部的野外，此即是上文所說紅狗蟻。火蟻較無攻擊性，引起的傷害也較小，主要是咬傷皮膚後的發炎及過敏、續發性感染的問題。另外，還有一更可怕的是**入侵紅火蟻**，英文名 red imported fire ant（RIFA），俗稱紅火蟻。這是源自於南美洲的一種火蟻，在 1930 年代傳入美國，並於二十一世紀起透過貨櫃運輸及草皮外銷等途徑蔓延至世界各地，2003 年台灣曾有農民被成群入侵紅火蟻咬傷送醫的案例。

  入侵紅火蟻的體長為 3～6 公厘，與其他的螞蟻差不多。牠們是透過外骨骼上的氣門進行呼吸，軀體分為頭、胸、腹三部分，擁有三對足及一對觸角。一如其他蟻種，牠們的工蟻和兵蟻全為沒有生育能力的雌蟻，只有幾隻有授精能力、生命短暫的公蟻躲在「後宮」侍候著。蟻后負責生產和孵化蟻卵。蟻后的壽命可達六、七年，每天產下八百至一千個卵。兵蟻的頭部比例較小，頭頂也較平整不凹陷（此特點可與熱帶火蟻區別）。牠們的生命力比其他火蟻強，最低可承受至 -18℃。築的蟻巢為地棲型，當您發現居家附近有堆高似小火山、高 10～30 公分的蟻丘時，要小心處理，不要沒事去搔擾它，以避免遭受大量火蟻傾巢而出攻擊入侵者。牠們是以大顎抓住目標物的皮膚，然後用腹部尾端的螫針連續多次刺入皮下，注入毒液。火蟻之所以得名在於叮咬人時會產生如被火燒傷的灼熱感與發癢，酸性毒液進入體內數小時後，咬傷處會出現膿泡，若弄破膿泡易引

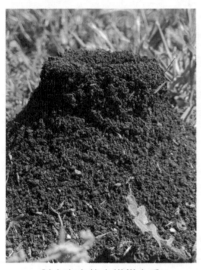

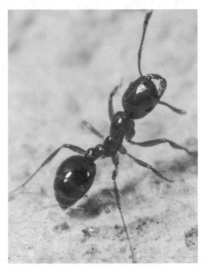

• 似小火山的火蟻巢土丘　　　　　　　• 入侵紅火蟻

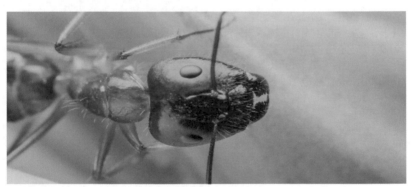

• 火蟻口器大顎特寫

起二次細菌性感染。擦藥且不弄破，約兩週會消退，可能留下一些疤痕。另外則是對毒性蛋白產生過敏反應，嚴重時會休克甚至死亡。

　　目前大多採用生物或物理性（如沸水、液態氮灌蟻丘）防治法來處理火蟻擾人的問題，這是最安全的方法，不但較環保且不怕紅火蟻對化學藥劑產生抗性。

025 見一次拍一次 蚊子

分布 除了南極洲和冰島之外，全球各大陸皆有蚊子廣泛分布。

摘要 雌蚊以具有刺吸式的口器叮咬人，吸血是為了獲得產卵所需的蛋白質。叮人所造成的紅、小腫塊及刺激癢感是因皮膚對蚊唾液所產生的過敏反應。蚊子做為病媒可傳播多種疾病，杜絕傳染病唯一也最有效的是消滅孑孓。

　　屬於節肢動物的昆蟲綱蟲子是世界上最繁盛的生物，已發現超過百萬種，其中單鞘翅目所含的種數就比其它所有動物界的物種加起來還多。在這麼多的昆蟲中，您覺得哪些跟您的「關係」最為密切？我認為是經常與您共處一室的蚊子、蒼蠅及蟑螂。其中又以蚊子最讓人深惡痛絕，除了經常「擾人清夢」外，叮人會造成皮膚紅、腫、癢等不適，更重要的是吸血時還會傳播多種流行病，真是令人見一次拍一次、來一對殺一雙。

　　蚊子在分類上為雙翅目之下的蚊科，是一種具有刺吸式口器的纖小飛蟲。通常雄性以植物的汁液為食，而雌性則會吸食動物血液，每吸一次血將產卵一次。除了南極洲和冰島外，全球各大陸皆有蚊子分布。由於蚊子可以傳播各種疾病，「國際蚊蟲控制協會」把蚊子評為世界上最危險的生物之一。

　　能叮人吸血或傳播疾病的蚊子主要有以下四屬：瘧蚊、家蚊、斑蚊及曼蚊，能傳播的疾病病原以病毒、原蟲和線蟲為主、整理如下。
一、　瘧蚊：傳播瘧疾，病原為瘧原蟲。
二、　三斑家蚊：傳播日本腦炎，病原為日本腦炎病毒。
三、　埃及斑蚊和白線斑蚊：傳播黃熱病、登革熱，病原為黃熱病毒、登革熱病毒。
四、　家蚊屬、斑蚊屬和曼蚊屬：可傳播各種節媒性病毒腦炎，病原為套膜病毒科的阿法病毒。
五、　家蚊屬、斑蚊屬、瘧蚊屬和沼蚊屬：傳播血絲蟲病，病原為班氏絲蟲。
六、　瘧蚊屬和曼蚊屬：傳播馬來絲蟲病，病原為馬來絲蟲。

　　蚊子的身體和腳皆細長，最大特徵是長針型口器，翅有鱗片。頭部生有一對大複眼、一對觸角、一對觸鬚及口器。一般相信蚊子

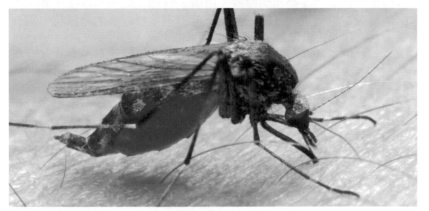

· 吸飽血的瘧蚊

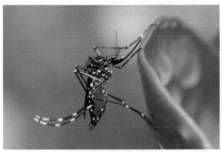

· 埃及斑蚊

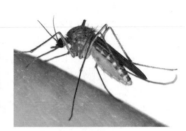

· 三斑家蚊側面

觸角的功能與聽覺及嗅覺有關。雄蚊口器的大小顎均已退化甚至消失，所以無法穿刺動物宿主的皮膚。成蚊形體大小雖因種類而異，不過大多小於 15 公厘。蚊子的體表覆蓋著不同顏色及形狀的鱗片，使成蚊呈現不同的顏色，這是鑑別蚊種的重要依據之一。翅脈上也有鱗片，翅後緣有緣鱗。雖為典型的雙翅目昆蟲，但只有一對前長翅用來飛行，第二對退化成棒狀構造，稱做「平衡棍」，可算是蚊子飛行時的平衡器。相信一般人都有被蚊子所發出的「嗡嗡」聲吵得睡不著的經驗，這是蚊子飛行時翅膀振動每秒約五、六百次的聲音。昆蟲的生態分布、繁殖及傳播病原之幅度取決於其飛行能力。蚊子的飛行能力算是中等，平均時速為 1.5 ~ 2.5 公里，單次飛行只能持續四、五分鐘。蚊子多為夜行性，所以，傍晚在戶外常可見到成群的雄蚊於草叢或林間飛繞。

　　雌蚊吸動物血液並非維生，而是為了產卵，因為「吃葷」才能獲得產卵所需的蛋白質（故雄蚊不用吸血）。雌蚊的口器進化為細

71

長的喙，以便刺穿動物的皮膚，口器上有滿滿的鋸齒狀突出物，作用是可減少對宿主神經的刺激，降低宿主被蚊叮時的疼痛感。因口器與其他吸血昆蟲口器（如注射針筒狀）不同，蚊子吸血時，會反覆地試刺皮膚，藉此動作來尋找最適合的穿刺位置（以微血管分布密度來決定）。接著，將口針刺入皮膚並注射含有抗凝血化合物的唾液，有時唾液含有病原體並可能透過傷口進入寄主的微血管內。雌蚊是透過特殊的感應器（對二氧化碳、熱及汗水非常敏感）來尋找「獵物」，牠們能在一定的距離內找到恆溫的哺乳動物和鳥類叮咬。坊間常有人愛討論「蚊子到底愛吸怎樣的人血」，並毫無科學根據地認為 —— 蚊子愛吸的人血可能與肥胖、性別、血型甚至血液較酸、較甜（糖尿病患者）有關。對此問題，目前尚無令人信服的研究報告或統計數據。

蚊科也是完全變態昆蟲，有卵、幼蟲、蛹及成蟲等四個發育期。完成前三時期所需的日子通常介於 4～30 天，發育時間長短與蚊種類及溫度有關。不同種類的蚊子產卵於水中不同的位置，例如產在水面上的有瘧蚊和家蚊。卵約在兩天內孵出幼蟲，通常在較髒的池沼、水溝或積水的器皿中被發現。蚊科之幼蟲有個特殊中文名叫孑孓，異於其他雙翅目幼蟲，具有完整頭殼，且有一對氣孔位於第八腹節的背面。會以倒垂式漂浮於水面，並直接於水面上呼吸。孑孓會利用口部的刷毛產生水流，讓有機物及微生物流向嘴巴來攝食。孑孓經過四次蛻皮發育成蛹。蛹和孑孓一樣可在水中游動，但不用攝食，形狀從側面看起來像逗點狀。經兩天完全成熟，蛹化成蚊飛出。

我們一輩子不可能只被蚊子咬一次，當首次被咬時，身體不會有任何特殊反應。但從第二次開始，所出現的皮膚發癢、紅突腫，這種刺激性的皮膚症狀乃起因於對蚊子唾液的一種過敏反應。在世界大部分的地區，尤其是熱帶國家，多種傳染病常藉由蚊子傳染給人類，所以，蚊子是嚴重的公共衛生問題。據估計每年約有七億人被蚊子傳染各種疾病，且每十七人中，就有一人死於被病媒蚊傳播的流行病。另外，愛養毛小孩的朋友可能會關注 —— 犬心絲蟲病。預防被蚊子叮或杜絕傳染病，基本上分為個人防護（使用蚊香、捕蚊燈、捕蚊拍、到野外塗擦防蚊液等）及環境衛生兩方面，較重要的是後者，如同台灣衛生單位常宣導的登革熱防治 —— 保持居家及周遭環境的乾淨衛生，清除積水容器及噴灑藥劑，不讓孑孓生存就是斷了蚊子的根。

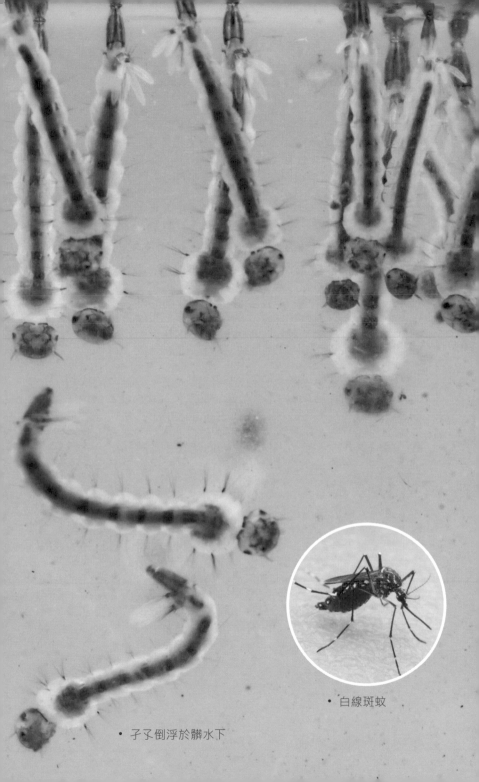

• 子孑倒浮於髒水下

• 白線斑蚊

026 我其實不是蚊子 小黑蚊

分布 遍及全球，但以亞洲的熱帶、亞熱帶地區為主。

摘要 蠓科的台灣鋏蠓是台灣特有的原生種，生活於低海拔的山林。雌成蟲為產卵而好吸人血，人被叮咬後奇癢無比，皮膚上沒有什麼明顯傷口，但有過敏體質者會所出現嚴重的過敏性紅疹。

　　俗稱的**小黑蚊**（黑微仔）其實不是蚊子，正式的名稱為**台灣鋏蠓**（音ㄐㄧㄚˊ ㄇㄥˇ），分類上屬於蠓科、鋏蠓屬，是一種吸血昆蟲。蠓的種類繁多，全世界已發現四千種左右，其中最常見的是台灣鋏蠓和同體庫蠓。遍及全球，但以亞洲的熱帶、亞熱帶地區為主。台灣鋏蠓是台灣特有原生種，1913年，首次被日本昆蟲學者素木得一於台中記錄、發表。在台灣的分布為低海拔的山林，最常見於台中市郊區的大坑，可說是聲名狼籍。

　　蠓的完全變態生活史分為卵、幼蟲、蛹、成蟲四個時期。成蟲比一般的蚊子來得小，約1~2公厘，呈黑色或褐色，常孳生於水塘、沼澤、樹洞、石穴的靜水及陰蔽的潮濕土壤，壽命約一個月。幼蟲喜歡生長在竹林、草皮或樹林內有長藍綠藻類的地方，並以青苔為食。雌成蟲好吸人血，以做為育卵的營養「補給品」。人被叮咬後奇癢無比，皮膚上沒有什麼明顯傷口，但有過敏體質之人下肢會出現嚴重的過敏性紅疹，俗稱「紅豆冰」腳。

　　近年來由於生活品質提升，民眾對休閒旅遊及運動健身日益重視，野外活動也較為頻繁。加上台灣近年來有大量農地休耕，荒廢田地促使野外藍綠藻類孳生，提供台灣鋏蠓幼蟲充足食物，成蟲羽化後吸血危害在野外活動的人。根據國內對小黑蚊的生態研究，每天下午二至五點；每年五到七月，為小黑蚊出沒（雌蟲叮人）的高峰期。到戶外旅遊最好穿長褲長袖，並使用防蚊液等用品，盡量避免被叮咬。若不慎遭叮咬，最好趕緊擦藥，嚴重時也要就醫，可先用冷水沖洗或冰敷傷處，再使用抗組織胺等藥物止癢或用低劑量類固醇消炎。切記避免不斷搔抓，會造成患部皮膚黑色素沉澱，留下難看的色斑。

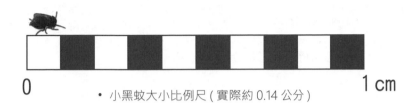

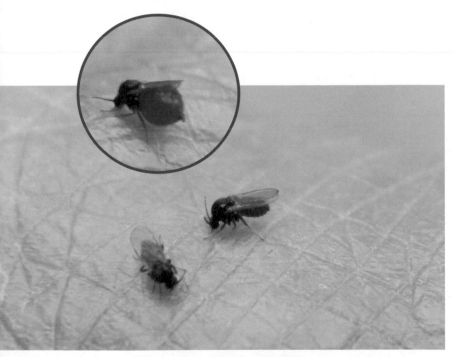

• 小黑蚊大小比例尺 (實際約 0.14 公分)

• 吸血前後的小黑蚊 / 李國明提供

027 今晚不讓你睡 南京蟲

分布 全世界，但以溫帶、亞熱帶地區為主。

摘要 臭蟲是純粹以血液為食的體外暫居性寄生昆蟲，成蟲和稚蟲體內有臭腺體，會分泌一種令人難忍的惡臭味，因而得名。臭蟲的各期稚蟲及雌雄成蟲皆愛於夜間吸人血，常聞在環境衛生不佳的旅店搔擾投宿者整晚無法入眠。

過去，日本人把這種會咬人吸血的外來種昆蟲叫做南京蟲，是帶有歧視中國人的意味（認為中國人大多低端、骯髒），也經常讓人誤以為是中國南京市特有或首次於南京被發現的蟲子，而此蟲中文俗稱床蝨。這樣的命名不禁讓我想起台大寄生蟲學科蘇霈霈教授所說的：「德國蟑螂在德國叫俄國或法國蟑螂，而俄國人則稱之布魯士蟑螂，反正就是想怪罪別人吧！」懂中文的日本學者則批評說，你們叫牠「蝨」，但根本不屬於蝨亞目，而是半翅目。說來說去，說穿了，就是臭蟲。

臭蟲是純粹以血液為食的體外暫居性寄生昆蟲，在古老的中國早已有描述床板上有一種小蟲（成蟲大小 5～7 公厘）會咬人。分類上為有翅亞綱下半翅目的臭蟲科，約有七十四種，其中與人類關係最密切的是溫帶臭蟲和熱帶臭蟲。溫帶臭蟲也是分布最廣、最常見的臭蟲，因為牠喜歡以人血為食。其他同屬的物種則是專注於吸動物血，如蝙蝠臭蟲。成蟲和稚蟲體內有一臭腺體，會分泌一種令人難忍的惡臭味，因而得名。

臭蟲背腹上下扁平，以適合在粗糙的縫隙內爬行生活。由於臭蟲無翅，所以中胸小，呈三角形，有八個明顯的腹節。臭蟲的各期稚蟲及雌雄成蟲皆愛於夜間吸人血，為何會如此？原因不明。成蟲多半在吸血後，進行交尾。雌蟲產卵量不多，且是一顆一顆依序慢慢排，每隔幾天產卵一次，每次幾顆，一生中產不到兩百顆（卵容易被到處攜帶散播）。稚蟲期有五齡，每齡期約一週左右，各需吸一次血（視溫度高低而異，原則上溫度愈低，成熟時間愈長）。

臭蟲的學名與牠愛的棲息地有關，溫暖的房屋，特別是在木床板和床上用品或其他人睡覺處附近。喜好群居，離不開食物源（人或動物棲身處），臭蟲雖在夜間比較活躍，但並不完全是「夜行」性昆蟲，牠們通常是被攜帶轉移四處，且是在宿主沒有察覺的情況

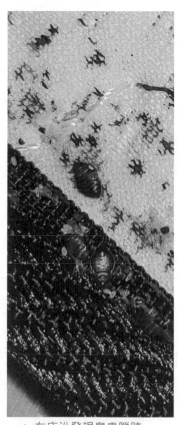

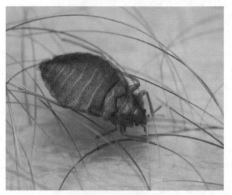

• 皮膚上的臭蟲

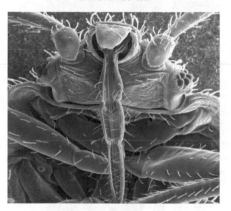

• 在床沿發現臭蟲蹤跡

• 臭蟲頭部特寫

下咬人吸血（人躺在床上睡覺時是最佳時機）。臭蟲曾於 1940 年代早期在已發展國家間蔓延，但後來得到治理（因為大量使用殺蟲劑改善居家環境衛生）。不過，從 1995 年開始，臭蟲又再度於世界各地「作亂」，並開始在北美造成嚴重的衛生問題。一旦被臭蟲叮上，會出現劇烈的皮膚搔癢症狀，嚴重時讓人無法好好入睡，因此西方人給牠個別稱為 bedbug（也就是直譯的床蝨或床蟲）。半世紀前，無論在台灣或日本，常聽聞「住在廉價旅社，卻被蟲騷擾到整晚都無法入睡」如此的描述。現今雖然好一點了，但國內外均有研究指出，臭蟲可能已對殺蟲劑產生抗藥性。因此，旅行時要慎選住宿地方，注意衛生，不要讓衣物或背包上的臭蟲或蟲卵在各個國家間「輸入」、「輸出」。

玩水踩泥巴

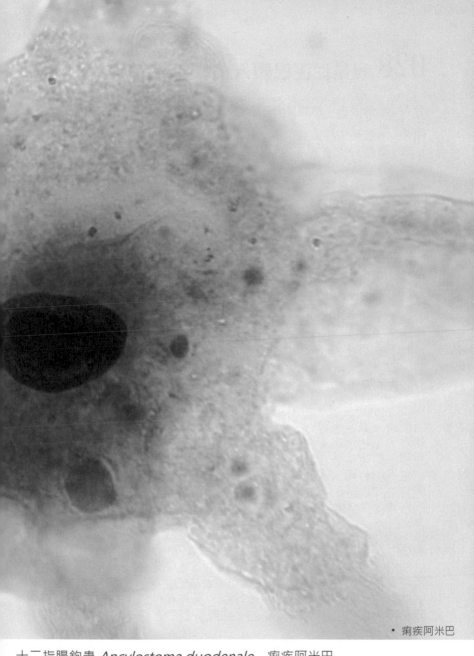

• 痢疾阿米巴

十二指腸鉤蟲 *Ancylostoma duodenale*　　痢疾阿米巴
糞線蟲 *Strongyloides stercoralis*　　*Entamoeba histolytica*
日本血吸蟲 *Schistosoma japonicum*　　福氏奈格里阿米巴
曼氏血吸蟲 *Schistosoma mansoni*　　*Naegleria fowleri*
埃及血吸蟲 *Schistosoma haematobium*　　隱孢子蟲 *Cryptosporidium* sp.

028 我是從泥巴鑽入的 十二指腸鉤蟲

分布 相當廣泛，多見於熱帶及亞熱帶地區，台灣也有。

摘要 成蟲寄生於人體小腸，蟲卵隨糞便排出體外，於潮濕、溫暖、鬆散的土壤中，經發育為絲狀幼蟲。絲狀幼蟲會鑽入人體皮膚，或因誤食含有絲狀幼蟲的蔬菜、飲水而受到感染，引起皮膚、腸胃道、貧血等一連串症狀。

寄生於人體腸道的鉤蟲有**十二指腸鉤蟲**和**美洲鉤蟲**，而以寄生貓狗為主的動物株則是犬鉤蟲、錫蘭鉤蟲及巴西鉤蟲，其中以十二指腸鉤蟲對人類的危害最大。鉤蟲病的分布相當廣泛，多見於熱帶及亞熱帶地區，上述五種鉤蟲，除了巴西鉤蟲外，台灣都有。

活成蟲為肉紅色（死後呈灰白色），長約 1 公分，雄蟲稍小，尾端擴展成傘狀的交尾囊。頭部有點向後仰，口囊內有腹齒（又名切板）是其重要特色。蟲卵呈橢圓形，大小約 40 x 66 微米，無色透明，卵殼薄。新鮮糞便中的蟲卵內含 4～8 個細胞，卵殼與細胞之間有頗大的空隙。

成蟲寄生於人體小腸，蟲卵隨糞便排出體外，於潮濕、溫暖、鬆散的土壤中，經一、兩天孵出桿狀幼蟲，脫皮兩次後發育為絲狀幼蟲。絲狀幼蟲為感染型，鑽入人體皮膚後隨血流到達肺臟並漸漸發育，然後穿過肺泡進入呼吸道。幼蟲會沿著氣管爬行到喉頭，當宿主吞嚥時而進入食道，最後於小腸內發育成熟，這段從鑽入到產卵的時間約需 5～7 週。另外，人亦可因誤食含有絲狀幼蟲的蔬菜或飲水而受到感染（不經過人體「旅行」，直接在腸道慢慢長大成蟲）。

幼蟲鑽入皮膚時會引起發癢及紅腫等症狀，有個獨特名稱叫「著地癢」，當侵入肺部時可能會引起輕微的肺炎。成蟲以口囊內的腹齒咬附在宿主的小腸壁吸血，嚴重時（通常是隻數太多）造成鐵及蛋白質不斷流失，導致缺鐵性貧血。犬貓的鉤蟲無法在人體內成熟，但幼蟲鑽入移行會引起幼蟲移行症，又稱爬行疹，主要症狀為紅疹及發癢，皮膚上出現稍微隆起、蜿蜒伸展的紅斑，這是幼蟲於皮下爬行所致。

最好的預防方法是妥善處理人、畜的糞便，不使用新鮮糞便（相較於堆肥）施田，在田裡工作時務必要穿上高桶鞋、戴手套。最後是集體檢查、集體治療，徹底消滅傳染來源。

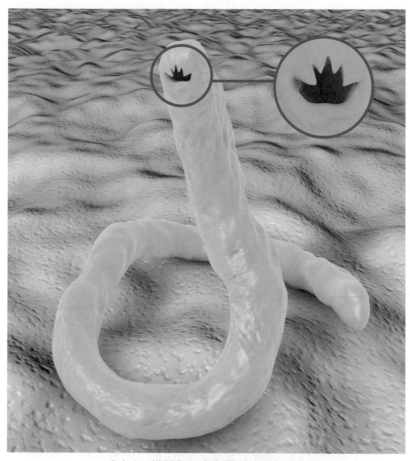

• 成蟲 3D 模擬與口囊內兩對腹齒的特寫圖

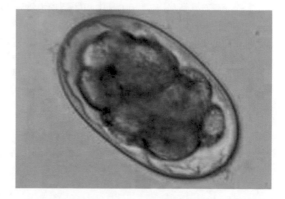

• 十二指腸鉤蟲蟲卵

029 最小的線蟲 糞線蟲

分布 亞洲、非洲及南美洲等熱帶地區。

摘要 桿狀幼蟲在土壤中發育成絲狀幼蟲，鑽入皮膚造成感染。於小腸內發育為成熟的雌蟲後，行孤雌生殖產卵。蟲卵大多直接孵化為桿狀幼蟲，然後排出體外，繼續發育為成蟲後營自由生活，或變成絲狀幼蟲，伺機再過寄生生活。

糞線蟲是一種兼性寄生蟲，除了寄生外，亦可營自由生活。寄生於人類時引起糞線蟲病，分布於亞洲、非洲及南美洲的熱帶地區。糞蟲屬內有 53 蟲種，糞線蟲是典型的蟲種，自然情況下似乎只會感染人類；其他犬貓的糞線蟲未見有感染人類的報告。

寄生世代的雌蟲只有 2.2～2.5 公厘，相當細小，為無色半透明之絲狀線蟲。體表有細橫紋，口腔短而食道長，生殖系統為雙管形。獨立生活的雌蟲較為粗短，約 1 公厘，食道前後端膨大呈啞鈴形；雄蟲長約 0.7 公厘，尾部捲曲，具兩根交尾刺。蟲卵為橢圓形，薄殼，常在宿主腸內孵化，所以糞便裡不易找到蟲卵。

糞線蟲的生活史有三種類型。
一、 直接週期：與鉤蟲類似。桿狀幼蟲在土壤中發育成絲狀幼蟲（感染型），再鑽入皮膚感染人類。幼蟲循著血流來到肺臟，上行至喉頭，然後被吞下，於小腸內發育為成熟的雌蟲，行孤雌生殖產卵，從感染至產卵約需四週。蟲卵大多在宿主腸內孵化為桿狀幼蟲，然後排出體外。
二、 間接週期：桿狀幼蟲在土壤中發育為營自由生活的成熟雌、雄蟲而交配產卵。蟲卵孵化成桿狀幼蟲，在適合環境下，幼蟲會偏向繼續過「自由自在」的生活，發育為成蟲，重複自由生活週期；但在不良環境（如低溫）時則會發育為絲狀幼蟲，等待機會進入寄生週期。
三、 自體感染：有時候桿狀幼蟲會在宿主腸內發育成絲狀幼蟲，穿透腸粘膜或會陰皮膚而造成重複感染。如此，宿主體內的蟲負荷便會因自體感染而增加。

輕度感染一般無明顯症狀。幼蟲鑽入皮膚時會引起紅疹及搔癢，移行時則導致炎症發生，進而造成潰瘍、腹痛、嘔吐、下痢（急性脂肪便）、脫水或便祕等症狀。當宿主的抵抗力減弱時，例如使用

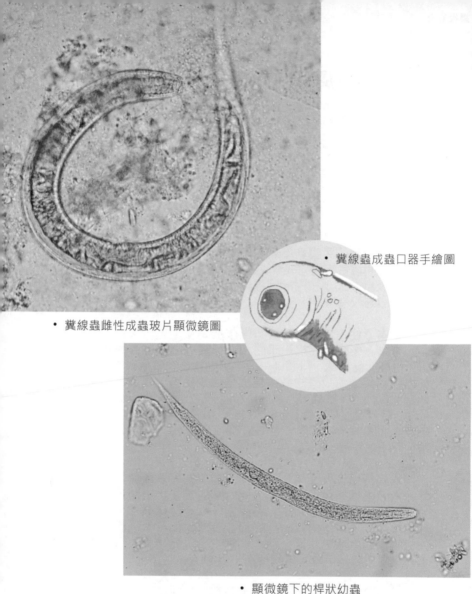

• 糞線蟲成蟲口器手繪圖

• 糞線蟲雌性成蟲玻片顯微鏡圖

• 顯微鏡下的桿狀幼蟲

免疫抑制藥物的器官移植病人，容易加劇自體感染的發生，嚴重者死亡率頗高。糞線蟲病常因自體感染而持續多年，應徹底治療（藥物可選用 pyrantel pamoate 和 mebendazole），以防止疾病延續。

　　診斷方法是從糞便中檢出桿狀幼蟲。預防方法與鉤蟲相同，首要的防治原則是妥善處理病人及保蟲宿主（狗）的糞便，避免皮膚與受到污染的土壤接觸。

030 泳者癢 日本血吸蟲

分布 中國大陸、日本、寮國、泰國、高棉、印尼和菲律賓等國家。

摘要 成蟲寄生於人及多種哺乳類動物的小腸靜脈內。蟲卵在水中孵出毛蚴，鑽入中間宿主螺類內，發育成尾蚴鑽出。當動物終宿主的皮膚接觸到水時，尾蚴便主動鑽入體內，脫尾部而成為童蟲，造成一系列的血吸蟲病。

　　寄生人體的吸蟲均屬於複殖類，生活史複雜，需要一個或一個以上的中間宿主方能完成。成蟲寄生於脊椎動物，幼蟲寄生於螺獅。複殖類吸蟲的大小和體形因種類不同差異頗大，住留在血液或組織的吸蟲形態較為特殊。

　　日本（住）血吸蟲的分布僅限於遠東地區，包括中國大陸、日本、寮國、泰國、高棉、印尼和菲律賓等國家。台灣亦有日本血吸蟲，但屬於動物株，只感染牛、羊等動物，未曾見有人類感染案例。住血吸蟲與其他吸蟲的最大差別是雌雄異體，成蟲蟲體呈圓柱狀，外觀像似線蟲。雄蟲 12～20 x 0.5～0.55 公厘，雌蟲較大，約 26 x 0.8 公厘。體表覆蓋著小棘（見 87 頁圖），口吸盤及腹吸盤位於蟲體前端，蟲卵呈橢圓形、淡黃色，大小約 58 x 85 微米，常被污物覆蓋，糞便鏡檢時不易察覺。

　　成蟲寄生於人及牛、羊、狗、貓和鼠等多種哺乳類動物的小腸靜脈內。蟲卵能穿過腸壁進入腸腔，隨糞便排出體外。在水中孵出毛蚴，鑽入中間宿主如湖北釘螺內（在台灣螺類宿主為台灣釘螺及邱氏釘螺），經過兩代的孢蚴而發育成尾蚴，然後鑽出螺獅體外。住血吸蟲的生活史只需一種中間宿主，尾蚴是感染型。當動物終宿主的皮膚接觸到水時，尾蚴便有機會鑽入，脫尾部而成為童蟲。

　　日本血吸蟲感染人類，可說是意外的「蟲生」，各種不同症狀可分為潛伏（泳者癢）、產卵、人體組織增生修補等三期。最簡單的診斷方法是直接檢查患者糞便中的蟲卵，或是將糞便經過水洗沉澱處理，看是否有孵出毛蚴？另外，執行腸腔及肝臟穿刺檢查亦可。praziquantel 是很有效的驅蟲藥。預防方法為治療人、畜宿主，以減少感染來源。消滅釘螺，阻斷住血吸蟲之生活史也很重要。在流行區應避免赤足涉水，皮膚不要接觸到可疑的水源。

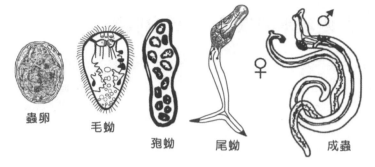

蟲卵　　　毛蚴　　　孢蚴　　　尾蚴　　　　　成蟲

• 血吸蟲從卵到成蟲的各種型態

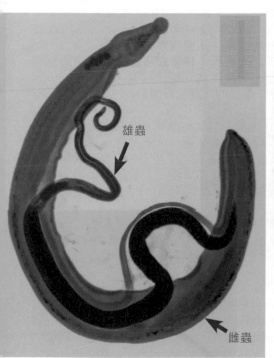

雄蟲

雌蟲

• 日本血吸蟲染色標本

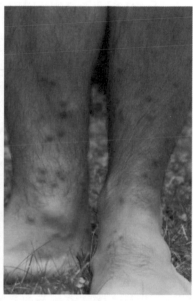

• 自尾蚴鑽入皮膚到雌蟲產卵（潛伏期）所造成的「泳者癢」

031 愛玩水的猴子 曼氏血吸蟲

分布 主要在非洲和南美洲巴西、委內瑞拉以及中東地區。

摘要 成蟲寄生於終宿主的腸繫膜靜脈,雌蟲排的卵會進入小靜脈及穿入腹腔,隨糞便來到體外。若能在水中遇到中間宿主螺獅,經發育變成尾蚴,然後鑽出螺獅,愛玩水的猴子或人容易被水中的尾蚴所鑽入感染。

在未進入本文的寄生蟲前,我想先簡單談談寄生蟲學史上非常重要的一位人物 —— 被譽為「熱帶醫學之父」的蘇格蘭醫師 Sir Patrick Manson(1844 年 10 月 3 日 ~ 1922 年 4 月 9 日),台灣稱他為「萬巴德醫生」。1866 ~ 1880 年間,Patrick Manson 曾到台灣高雄、中國廈門、香港行醫。在東方世界這段時間致力於熱帶醫學與寄生蟲的研究,本文的**曼氏(住)血吸蟲**及曼氏裂頭條蟲就是以他的姓氏命名來紀念。另外,他在班氏絲蟲、病媒家蚊、象皮病以及瘧疾、瘧原蟲、瘧蚊方面的研究也貢獻良多。

根據世界衛生組織 2016 年資料統計,全球受各種血吸蟲感染的人數超過兩億,而曼氏血吸蟲的感染超過八千多萬件,是人類感染最廣泛的血吸蟲,目前分布於 54 個國家。這些國家主要在馬達加斯加、加勒比海、巴西、委內瑞拉以及中東地區。曼氏血吸蟲是一種重要的人類寄生蟲,為血吸蟲病的主要病原之一。

成蟲寄生於人體腸繫膜靜脈,雌蟲每天可排三百顆蟲卵到小靜脈,產卵時會導致宿主有發燒及腹部不適的現象(急性病症),嚴重病症(慢性期)與腸壁中蟲卵周圍形成的肉芽腫之大小和部位有關。成蟲、各時期幼蟲的形態和大小以及生活史,與日本血吸蟲相似。保蟲宿主與終宿主相通,除了人之外,大概就是猴子、狒狒和鼠類等哺乳動物,愛玩水的猴子容易被水中的尾蚴所鑽入感染。存在於糞便裡的蟲卵呈黃褐色,大小約 60 x 150 微米,三種血吸蟲蟲卵的大小與外形相似,但曼氏血吸蟲蟲卵的後側有一明顯的斜突刺可供診斷鑑別。曼氏血吸蟲所造成的病變、診斷、預防及治療的方法均與日本血吸蟲相同。

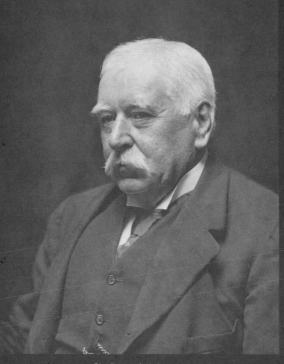

· Sir Patrick Manson

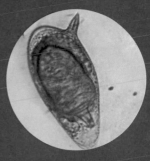

· 極具特色的蟲卵

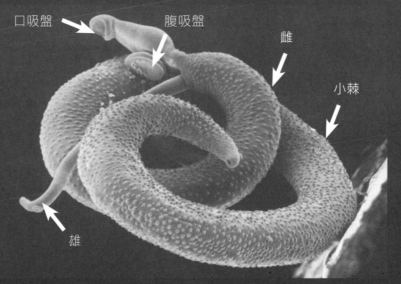

口吸盤　　　　腹吸盤　　　　　　雌

小棘

雄

· 兩兩成對的成蟲

032 玩水玩到尿出血來 埃及血吸蟲

分布 主要分布於非洲、中東和印度。

摘要 成蟲寄生於膀胱及骨盆腔靜脈叢，雌蟲排卵到小靜脈，蟲卵能穿過血管壁及膀胱壁來到泌尿系統，隨尿液排出體外。蟲卵在水中孵出毛蚴，鑽入中間宿主平卷螺內，經過兩代的孢蚴而發育成尾蚴後，鑽出平卷螺體外，伺機鑽入終宿主人類的皮膚。

　　埃及血吸蟲與前文提到的日本、曼氏兩種血吸蟲為同屬的組織血液寄生性吸蟲，無論成蟲、幼蟲或蟲卵的形態和大小均類似，生活史及宿主也差不多，唯獨是牠寄生於骨盆腔的靜脈叢，是寄生蟲感染中極為少見的泌尿系統病變。埃及血吸蟲在古典寄生蟲學的地位也很重要，早在十八、十九世紀，學者就已經在埃及的古文獻甚至木乃伊裡，找到四、五千年前埃及可能有此蟲感染的紀錄與證據，因而中譯以埃及為名。主要分布於非洲、中東和印度。

　　成蟲寄生於人體的膀胱及骨盆腔靜脈叢，雌蟲每天可排三、四百顆蟲卵到小靜脈，與曼氏血吸蟲相似，產卵時宿主會有發燒及不適的症狀。最重要的相異之處，是蟲卵能穿過血管壁及膀胱壁來到泌尿系統，隨尿液排出體外。蟲卵雖具特色，可供與其他血吸蟲蟲卵區別，但診斷的重點卻是檢體，在尿液裡發現到蟲卵，那就「非你莫屬」了。蟲卵在水中孵出毛蚴，鑽入中間宿主如平卷螺內，經過兩代的孢蚴而發育成尾蚴，然後鑽出平卷螺體外，伺機從終宿人類的皮膚鑽入。保蟲宿主為猴子、狒狒。人類感染常會引起瀕尿、尿路狹窄、血尿；膀胱或尿道發炎及結石等症狀，嚴重者甚至會有腎臟病變。有些歐洲的學者認為流行地區內發生的膀胱癌與埃及血吸蟲的感染有關。預防及治療的方法與日本血吸蟲相同。

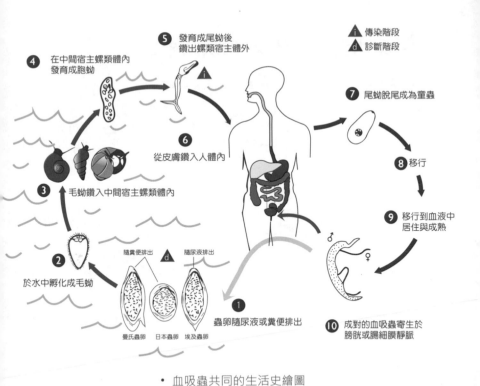

④ 在中間宿主螺類體內
發育成胞蚴

⑤ 發育成尾蚴後
鑽出螺類宿主體外

i 傳染階段
d 診斷階段

⑦ 尾蚴脫尾成為童蟲

⑥ 從皮膚鑽入人體內

⑧ 移行

③ 毛蚴鑽入中間宿主螺類體內

⑨ 移行到血液中
居住與成熟

② 於水中孵化成毛蚴

隨糞便排出 **d** 隨尿液排出

曼氏蟲卵　日本蟲卵　埃及蟲卵

① 蟲卵隨尿液或糞便排出

⑩ 成對的血吸蟲寄生於
膀胱或腸細膜靜脈

• 血吸蟲共同的生活史繪圖

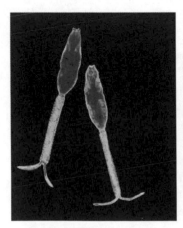

• 血吸蟲尾蚴模擬圖

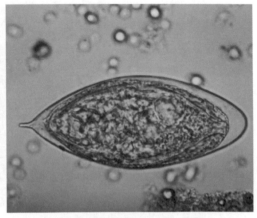

• 埃及血吸蟲蟲卵，正尾端有一突刺

033 水源受到汙染 痢疾阿米巴

分布 全世界，以熱帶及亞熱帶地區最為普遍。

摘要 傳染途徑是經由被污染的飲水、食物以及不潔的手。蟲體由口
進入腸道，寄生於大腸內。營養體及囊體隨糞便排出體外，人
類若誤食被污染的食物或飲水即被感染。動物宿主可能是狗、
豬及猴子，但主要是人與人之間的傳染。

　　阿米巴又稱為變形蟲，包括營自由生活和寄生生活兩群原蟲，
牠可能是最原始的動物形態，且沒有隨生物演化和人類進化而有所
改變。分布於全世界，以熱帶及亞熱帶地區最為普遍。大部份無致
病性、營自由生活。具活動力的時期稱為營養體，形態不定，靠細
胞外質形成的暫時性偽足來運動及攝食。

　　阿米巴可分為**寄生致病性阿米巴、共生或非致病性阿米巴、致
病性自由生活阿米巴、嗜糞性阿米巴**等四類，其分類的根據如下。
一、外形：包括營養體或囊體的大小與形狀。
二、核的形態：內質與核的相對大小、位置，周圍染色質的密度。
三、囊體的大小、形狀：成熟囊體內核的數目與類染色質體的形態、
　　數目。

　　唯一具有致病性的阿米巴為**痢疾阿米巴**，寄生於人體時會引發
阿米巴痢疾（台灣列為第二類法定傳染病）和阿米巴肝膿瘍。痢疾
阿米巴的形態有營養體、囊前期、囊體、後囊期營養體，分述如下。

- 營養體：直徑約 12～60 微米，除了攝入紅血球外，其內亦有細
  菌等微生物顆粒。
- 囊前期營養體：指營養體從小腸往下移行，水份愈來愈少，
  慢慢要長出一層細胞壁，準備形成囊體前的時期。可隨人體代謝
  物排出，大小介於營養體和囊體之間。
- 囊體：在囊前期營養體形成細胞壁後稱為囊體，內有一、兩個
  肝醣泡或沒有，一至四個（少數可達八個）細胞核，兩端有圓鈍、
  呈長或短棒狀的類染色質體。囊體直徑約 10～12 微米，為感染
  型。
- 後囊期營養體：當囊體被人吃進，經胃酸、小腸液消化刺激後，
  脫囊進行分裂的時期。

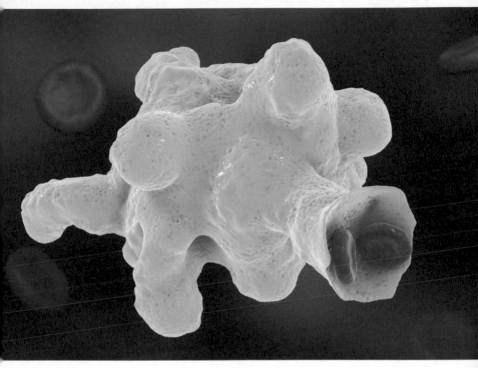

• 阿米巴原蟲攝食紅血球的 3D 模擬圖

阿米巴蟲
Amoeba

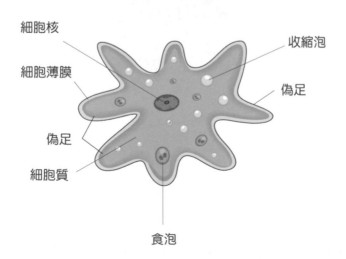

細胞核

收縮泡

細胞薄膜

偽足

偽足

細胞質

食泡

　　　痢疾阿米巴藉著溶解素分解組織以吸取養份，並用偽足在組織內做機械性破壞，只見腸壁有小孔，但其內部的黏膜層、漿膜層、肌肉層卻已被侵蝕深廣，如火山口般的錐瓶狀潰瘍、腸穿孔。也有症狀輕、未有嚴重破壞的情形，視個人體質而異。無症狀感染約佔九成，一般多為帶原者。有症狀的感染依病變部位不同，可分為

一、腸道阿米巴蟲症：
　1.痢疾：症狀為腹痛、腹瀉、血便。
　2.非痢疾性大腸炎：症狀為腹痛、腹瀉、寒熱、嘔吐。
　3.阿米巴性腫瘤：大腸壁上有細胞增生，以 X 光檢查易誤診為癌瘤。
　4.阿米巴性闌尾炎：阿米巴侵入闌尾、盲腸所造成的併發症。

二、腸道外阿米巴蟲症 —— 侵入組織後，造成特別的病變
　1.肝：蟲體隨血液及淋巴侵入肝臟造成症狀（約占有症狀病例的 5%），一為急性但不化膿；另一為肝膿瘍。後者以出現在肝右葉較多（為何會如此？不明），形成很多磚紅色的膿，但找不到營養體，必須在膿腫四周未被破壞的組織切片中才找得到。
　2.肺：約占有症狀病例的 0.25 %。
　3.其他器官：如腦、脾、皮膚等。由腸道感染再轉移到中樞神經，引起續發性阿米巴蟲腦膜炎。會有嚴重前額頭痛、發燒、神經性食慾減退、噁心、嘔吐、腦膜有興奮的徵狀、頸部僵直等。

　　傳染途徑是食用被污染的飲水、食物以及用不潔的手碰口，由口進入腸道，寄生於大腸內。營養體及囊體隨糞便排出體外，只有具抵抗力的囊體可以存活。動物宿主可能是狗、豬及猴子，但主要是人與人之間的傳染，而傳播主要是靠排出囊體的慢性病人或無症狀的帶原者。另外，臨床上觀察到，男同性戀者的感染率有稍微偏高的情形，也被列為性接觸寄生蟲病，蟲體透過分泌物侵入受損的黏膜而傳染。

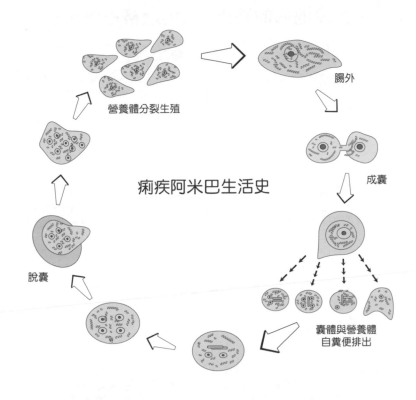

痢疾阿米巴生活史

營養體分裂生殖

腸外

成囊

囊體與營養體
自糞便排出

脫囊

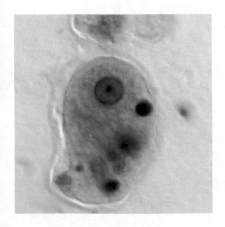

• 痢疾阿米巴營養體

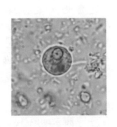

• 痢疾阿米巴成熟囊體

034 游泳池內的感染 福氏奈格里阿米巴

分布 遍佈全球，以熱帶及亞熱帶國家較常見。

摘要 營養體是透過鼻腔感染人類，於嗅覺細胞軸突鑽過篩狀板來到大腦，引起原發性阿米巴腦膜炎。一般認為這應是原本營自由生活的原蟲，偶然寄生於人類的「單向」生命週期。

福氏奈格里阿米巴又稱為阿米巴鞭毛蟲，分布遍及全世界。營自由生活，生活史中有介於阿米巴和鞭毛蟲之間的形態，由於生活史主要時期都是以變形蟲的特徵存在，故將其歸類於變形蟲阿米巴類。

營養體屬於類阿米巴型，直徑 10～35 微米，最大特徵是核中的內質、核微粒占很大的比例，而鞭毛蟲型具有兩根鞭毛。囊體的直徑 7～10 微米，在 45℃下可完成純化培養。囊體抗惡劣環境的能耐很強，一般游泳池加氯消毒並不能殺死囊體，美國的游泳池通常會再添加鹽，以增加殺滅率。

福氏奈格里阿米巴是一種嗜熱、營自由生活的阿米巴原蟲，在低窪又溫暖的淡水池塘，湖泊或河流（相較於海水之高張水域）以及在溫度較高的溫泉中都可見到，且隨著水溫愈高繁殖更好。當環境不利（如缺乏食物、生存擁擠、乾燥、廢物積累和低溫）時營養體會包囊成囊體，環境改善後營養體才會逸出。無論是阿米巴型或鞭毛型的營養體均可透過鼻腔感染人類，營養體附著於嗅覺神經細胞上皮，於神經細胞軸突鑽過篩狀板來到大腦。若進入人體的是鞭毛型，在低溫處數小時內沒轉變回阿米巴型就會死亡。阿米巴可在高溫（40℃）處生長快速並行二分裂法增殖。在組織中，牠們活動力強，以吞噬細菌、紅血球和白血球為食並破壞組織，在人體的免疫力尚未來得及反應時便已侵入腦部和脊髓。引起的病變臨床上稱作原發性阿米巴腦膜炎，從人體出現頭痛、發燒和噁心等初期症狀到後來頸僵硬、癲癇發作、產生幻覺，再到死亡，約 3～14 天。

至於在人體內的營養體會透過何種「管道」來到大自然？目前尚未證實。一般認為是原本營自由生活的原蟲，偶然寄生人類的「單向」生命週期。因此，唯一的預防方法是務必到合乎衛生安全標準的游泳池，避免到水質不明的地方（海水浴場可以）玩水。

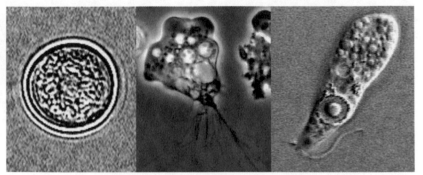

• 自左起為囊體、營養體、鞭毛體電顯圖

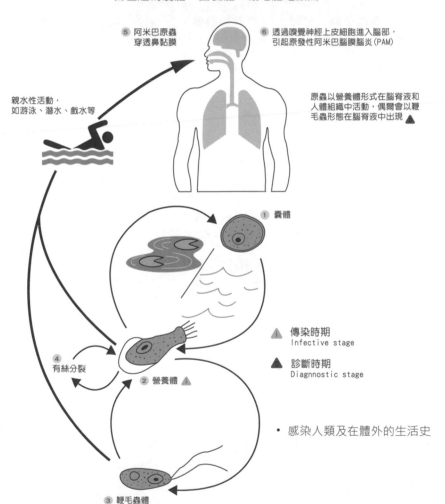

⑤ 阿米巴原蟲
穿透鼻黏膜

⑥ 透過嗅覺神經上皮細胞進入腦部，
引起原發性阿米巴腦膜腦炎 (PAM)

親水性活動，
如游泳、潛水、戲水等

原蟲以營養體形式在腦脊液和
人體組織中活動，偶爾會以鞭
毛蟲形態在腦脊液中出現 ▲

① 囊體

▲ 傳染時期
Infective stage

▲ 診斷時期
Diagnnostic stage

④
有絲分裂

② 營養體 ▲

• 感染人類及在體外的生活史

③ 鞭毛蟲體

035 造成養禽業者拉肚子 隱孢子蟲

分布 遍及全球，台灣地區的雞、鴨感染率很高。

摘要 人類因誤食含孢子或成熟囊體的飲水或食物而感染，在人體內可直接行孢子生殖，其生活史只有一個宿主（禽類及人），不需要中間宿主。寄生部位以胃和小腸的黏膜上皮最常見，在肺部也曾發現過囊體。

　　隱孢子蟲在分類上屬於孢子蟲屬，分布於全世界。成熟囊體很小，約 3～5 微米，在糞便檢查與組織切片時常被忽略，以為是染色小污點。囊體不含孢囊，直接有四個孢子，故稱為裸孢子。營養體和裂殖體的大小約為 2～5 微米。感染型為孢子或成熟囊體，在人體內可直接行孢子生殖，其生活史只有一個宿主，不需要中間宿主。孢子蟲對宿主的選擇性不強，台灣地區的雞、鴨感染率很高，近年來發現有少數的人體感染病例。

　　隱孢子蟲雖然是細胞內寄生，卻是寄居於細胞膜與細胞質之間，使細胞膜形成小突起。免疫功能正常的人感染此蟲會有自體免疫限制。在愛滋病病人體內則會有慢性感染的現象。此蟲寄生部位以胃和小腸的黏膜上皮最常見，在肺部也曾發現過囊體。引起的腹瀉為輕中度，正常人在一、兩週內會痊癒。免疫功能不全者會有慢性水便腹瀉，並有嚴重脫水及營養不良等現象。

　　診斷方法是以糞便的耐酸性染色或組織切片的蘇木精伊紅染色法檢查即可。沒有特殊的藥物可治療，只能採用支持性療法給予水份、電解質及營養物等。待免疫功能失全狀態改善會自行痊癒。確保飲食衛生是唯一的預防之道。

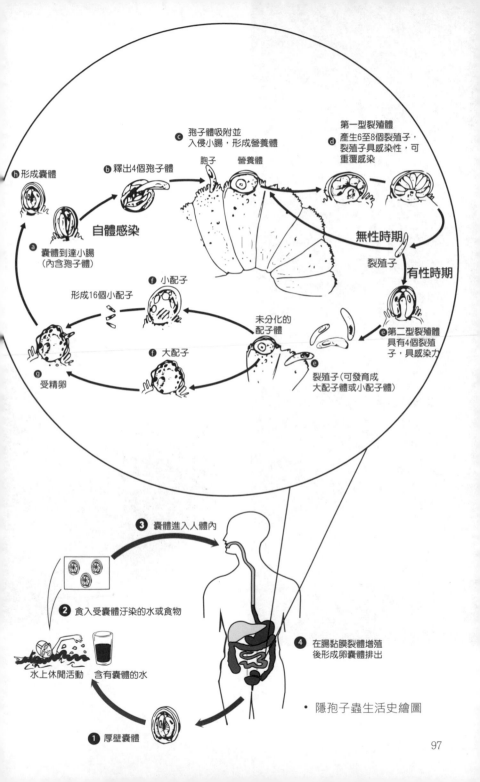

ⓗ 形成囊體

ⓑ 釋出4個孢子體

ⓒ 孢子體吸附並入侵小腸，形成營養體

胞子

營養體

第一型裂殖體
ⓓ 產生6至8個裂殖子，裂殖子具感染性，可重覆感染

自體感染

ⓐ 囊體到達小腸（內含孢子體）

無性時期

裂殖子

有性時期

形成16個小配子

ⓕ 小配子

未分化的配子體

ⓔ 第二型裂殖體具有4個裂殖子，具感染力

ⓕ 大配子

裂殖子（可發育成大配子體或小配子體）

ⓖ 受精卵

❸ 囊體進入人體內

❷ 食入受囊體汙染的水或食物

❹ 在腸黏膜裂體增殖後形成卵囊體排出

水上休閒活動　含有囊體的水

• 隱孢子蟲生活史繪圖

❶ 厚壁囊體

97

我不是吃素的

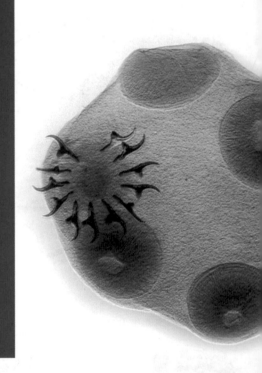

・有鉤條蟲

旋毛蟲 *Trichinella spiralis*
廣東血線蟲
Angiostrongylus cantonensis
無鉤條蟲 *Taenia saginata*
有鉤條蟲 *Taenia solium*

短小包膜條蟲
Hymenolepis nana
剛地弓蟲 *Toxoplasma gondii*

036 生食豬肉的不好經驗 旋毛蟲

分布 全世界，但以非回教國家為主。

摘要 吃入未經煮熟豬肉內的幼蟲。旋毛蟲感染人體所產生的症狀輕重，與感染的蟲數量、幼蟲侵入部位及患者的年齡及抵抗力有關。

　　旋毛蟲是線蟲動物門毛形科的一種寄生蟲，但不要被牠的名字所騙了，渾身上下沒有一根「毛」。常見於囓齒類、豬、熊、人類中，也常見於生豬肉產品中而被稱為「豬肉蟲」。白色成蟲蟲體細小，前端纖細，後端稍粗。雄蟲長 1.4～1.6 公厘、寬 0.04 公厘，尾部的交尾囊退化成一對交配用的圓錐狀突起。雌蟲長 3～4 公厘、寬 0.06 公厘，陰門開口在蟲體前 1/5 處。

　　旋毛蟲無法於外界環境中發育，整個生活史都必須在宿主體內完成，被寄生的動物沒有中間宿主和終宿主（**人、豬、鼠為正常宿主，也寄生於其它動物**）之分，但為何需透過另一個宿主才能開啟新的生活，原因不明。感染型幼蟲寄生於宿主的**橫紋肌**內，**保蟲宿主**為豬及老鼠。人類若吃入未煮熟或含有活旋毛蟲囊胞的肉，只需三、五天囊胞便能在小腸內發育為成蟲。雌雄蟲交配後，完成「使命」的雄蟲大多由腸道排出，雌蟲繼續長大，頭端鑽入十二指腸、盲腸的腸黏膜淋巴結。雌蟲交配後受精卵在子宮內孵化成幼蟲，產下的幼蟲多達千餘條。幼蟲大多經淋巴管、靜脈、右心、肺進入體循環，散佈到全身。幼蟲進入橫紋肌才能繼續長大，大多在橫膈肌、喉、舌、眼、肋間肌、腦肌、二頭肌、三角肌和腓腸肌等。幼蟲到達肌肉後，蟲體開始捲曲，刺激組織反應形成囊體，囊內有 2～7 隻幼蟲。囊體形成後半年開始鈣化，幼蟲隨之死亡，但有時可存活數年。除非像古代中國饑荒時有「易子而食」之情況或人肉被其他動物所食，旋毛蟲在人類體內的生活史通常到此為止。

　　旋毛蟲感染人體的致病過程可分為三期。
一、侵入期：幼蟲或成蟲造成腸黏膜損害，引起腸道不適症狀。
二、幼蟲移行期：出現肌肉酸痛、臉部及眼眶水腫、嗜酸性球增多症等。
三、成囊期：急性全身性症狀消退，但肌肉酸痛的情形可持續數月或上年。嚴重感染者可因虛脫、肺炎、腦炎或心臟衰竭而死亡。

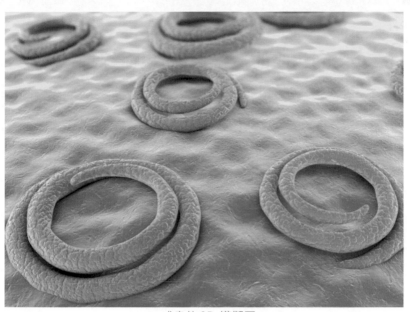

• 成蟲的 3D 模擬圖

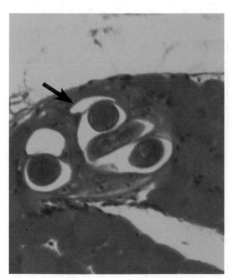

• 豬隔間肉內的幼蟲切片圖

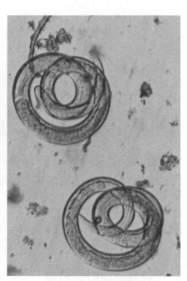

• 幼蟲玻片顯微鏡圖

　　間接的預防方法是滅鼠或替養殖豬驅蟲，最直接的防治方法就是不吃未煮熟的豬肉。旋毛蟲的傳播與處理生豬肉的過程無關。

037 受到污染的炒螺肉 廣東血線蟲

分布 主要在大洋州、東南亞地區，北美洲也有但不常見。

摘要 人類誤食到中間宿主（螺肉）內廣東血線蟲的第三期幼蟲而感染。幼蟲自腸胃道移行侵犯中樞神經系統，常見的有頭痛、噁心、嘔吐、嗜睡及發燒等，有時還會出現痙攣、頸部僵直、感覺異常、視覺障礙甚至昏迷等較嚴重的症狀。

廣東（住）血線蟲為寄生於動物組織的線蟲，最大的特徵是雌蟲體內充滿血液，呈黑褐色的腸子與白色子宮纏繞成螺旋狀，活似理髮廳外電動旋轉的標誌或脆 X 酥。雌蟲體長 2.0 ~ 3.5 公分，雄蟲較小，約 1.6 ~ 1.9 公分。

成蟲寄生於老鼠的肺動脈（齧齒類重要的寄生蟲病之一）並產卵，蟲卵在肺中孵化成第一期幼蟲，上行至會厭，被吞入消化道，隨著鼠糞排出體外。第一期幼蟲主動鑽入或被吃入中間宿主體內，經兩次蛻皮發育為第三期幼蟲，此即是感染型。廣東血線蟲的中間宿主為陸螺和蛞蝓，保幼宿主是淡水蝦及青蛙，在台灣，**非洲大蝸牛**是最重要的中間宿主。老鼠（終宿主）若吃下第三期幼蟲便會遭受感染，幼蟲移行到腦部，經兩次脫皮後抵達肺動脈內發育為成蟲。由於台灣人有吃「炒螺肉」（蝸牛肉）的習慣，螺肉炒熟後是不會感染，重點是處理生螺肉的污染與不潔，以及被蝸牛黏液污染的蔬菜也可能帶來第三期幼蟲，亦是一種感染來源。

人（也算是終宿主）因為吃了中間宿主或保幼宿主而感染。另外，由於人類並非廣東血線蟲的適當宿主，幼蟲移行到中樞神經系統後有些「卡卡的」，無法發育為成蟲，完成生活史。廣東血線蟲的幼蟲侵犯人類的中樞神經系統，引起**嗜酸性球腦膜腦炎**，稱為廣東血線蟲病。首篇人體感染病例報告及相關研究是由台灣醫界所發表。台灣的廣東血線蟲病案例常見於花東及高屏地區。

最好的預防方法是不生吃蝸牛肉、淡水蝦，蔬菜必須洗淨或煮過再吃才安全，處理蝸牛肉必須洗淨雙手。另外，幼蟲亦可經由傷口感染。滅鼠也多多少少有遏阻作用。

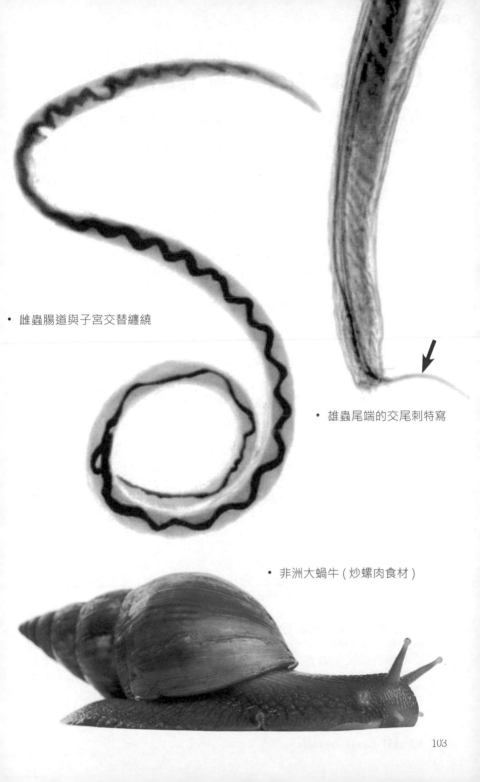

- 雌蟲腸道與子宮交替纏繞

- 雄蟲尾端的交尾刺特寫

- 非洲大蝸牛（炒螺肉食材）

038 美味的和風生牛肉 無鉤條蟲

分布 全世界，但以回教國家、日本為主。存在於牛、人體內。

摘要 人類是牛肉條蟲的唯一終宿主，吃入未煮熟牛肉內的幼蟲或直接誤食受蟲卵污染的食物而感染。蟲卵孵化成幼蟲，自腸道發育成囊尾幼蟲。在腸道長大成蟲，引起腸道病症，或幼蟲亂鑽造成較嚴重的幼蟲移行症。

大多數寄生於人體的條蟲屬於圓葉目，少數為擬葉目。成蟲寄生於脊椎動物的消化道裡，而幼蟲則是在中間宿主的組織內。成蟲由許多體節或節片組成，頭節與第一體節間是頸部，向後長出新的體節。條蟲除了頭部之外，蟲體背腹扁平，體長依種類不同，從數公厘到數公尺不等。條蟲不具體腔，渾身上下為實質組織。條蟲沒有消化道，排泄由焰細胞負責。寄生於人體的條蟲均為雌雄同體。

無鉤條蟲又稱為牛肉條蟲，分布全世界。成蟲為乳白長帶狀，體長較平均，約 4 ~ 5 公尺，體節介於一千至兩千節。頭節有四個吸盤，但無額嘴及鉤，受孕體節為雌雄同體。蟲卵的直徑約 32 ~ 43 微米，內含六鉤幼蟲。

人類是無鉤條蟲的唯一終宿主，成蟲寄生於小腸，蟲卵隨受孕節片排出人體外，當牛吃了受蟲卵污染的草或飼料（蟲卵對人也是有感染性，人誤食蟲卵也可跳過中間宿主完成生活史），自腸道孵化出來的六鉤幼蟲會鑽出腸壁移行至肌肉，發育成囊尾幼蟲。人吃了未煮熟且含有囊尾幼蟲的牛肉而感染。囊尾幼蟲若「乖乖的」在腸道長大，兩、三個月後會產卵，此時會有一些噁心、腹脹（蟲體太大了）、腹瀉、疼痛等腸胃症狀。如果囊尾幼蟲不安於腸道，四處「趴趴走」到皮下組織、眼、腦、肌肉、心臟、肝、肺等部位，可能無症狀，但也見有發燒、疲倦、衰弱、肌肉疼痛及痙攣的病徵。這種名為囊尾幼蟲症的偶發寄生蟲病，嚴重時會致命。

診斷條蟲的成蟲病除了病史（近期內有無生食牛肉？畜牧業？）與症狀（腹部隱痛、噁心、嘔吐、腹瀉或便祕）問診外，可用肛門膠帶擦拭法來檢查蟲卵及受孕節片。囊尾幼蟲症可行外科手術予以清除。預防牛肉條蟲感染最好的方法就是不生食牛肉，另外，保持個人排泄衛生，養成進食前洗手的好習慣。

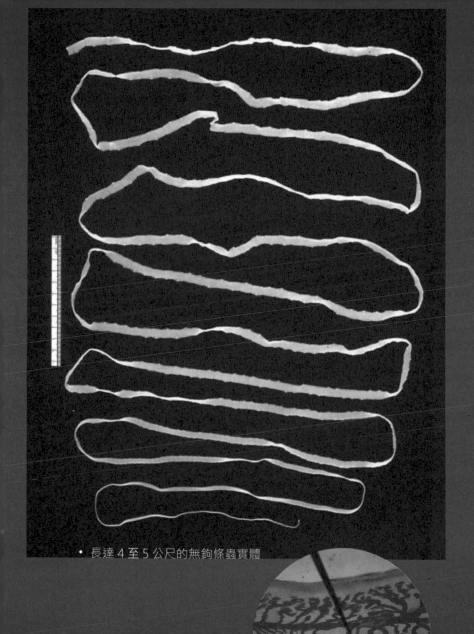

· 長達 4 至 5 公尺的無鉤條蟲實體

· 無鉤條蟲的受孕節片

039 穆斯林人不會大腹便便 有鉤條蟲

分布 全世界，在中國華北及東北有不少案例。常見於豬、人體內。

摘要 人類是豬肉條蟲的唯一終宿主，吃入未煮熟豬肉內的幼蟲或直接吃入受蟲卵污染的食物而感染。蟲卵孵化成幼蟲，自腸道發育成囊尾幼蟲並長為成蟲，引起腸道病症。若幼蟲亂鑽，另會造成較嚴重的幼蟲移行症。

　　常聽到的「沒看過豬走路也應吃過豬肉」或「沒吃過豬肉也應看過豬走路」，若用過去或現代社會的角度，這兩句話都說得通，沒有對錯的問題。以我的觀點，只要不生食、處理豬肉過程衛生乾淨，肚子裡就不會有長達數公尺的豬肉條蟲。信仰阿拉真神的穆斯林朋友，一生不碰豬肉，也就沒這方面的問題。

　　有鉤條蟲的別稱為豬肉條蟲，分布全世界，中國華北及東北有不少案例。成蟲長 2～7 公尺，為乳白長帶狀，體節比牛肉條蟲少，少於一千節。受孕體節也是雌雄同體。頭節同樣有四個吸盤但有十幾支鉤。蟲卵呈圓形，殼薄，內含**六鉤幼蟲**。與牛肉條蟲的蟲卵相似，只是直徑稍小約 31～36 微米。生活史與牛肉條蟲完全相同，只是中間宿主改成豬而已。人類是唯一終宿主，當豬吃了受蟲卵污染的飼料後（*蟲卵對人也是有感染性，人誤食蟲卵也可跳過中間宿主完成生活史*），蟲卵會自腸道孵化出六鉤幼蟲，而幼蟲可鑽出腸壁移行至肌肉，發育成囊尾幼蟲。

　　豬肉條蟲成蟲病或幼蟲病的臨床症狀與牛肉條蟲差不多，其診斷及治療與牛肉條蟲完全相同。至於流行區之分布與當地人的生活飲食習慣有關，所以，毫無機會接觸豬肉的回教國家幾乎不曾聞有案例。

- 長達數公尺的有鉤條蟲實體，置入器皿中如一團寬麵條

- 囊尾幼蟲

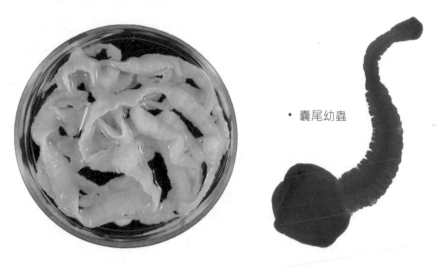

- 有鉤條蟲因頭節吸盤附近有鉤狀物而得名

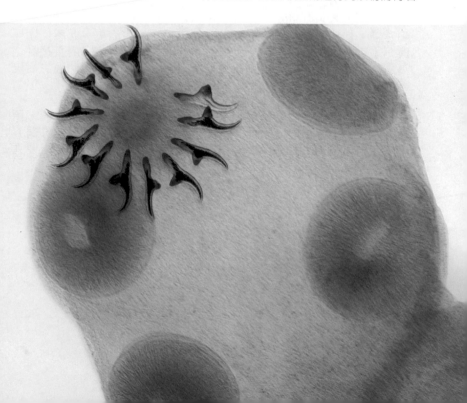

040 最小的腸道寄生條蟲 短小包膜條蟲

分布 全世界，以溫帶地區較常見，孩童案例較多。

摘要 短小包膜條蟲的天然宿主為老鼠和人類，若終宿主誤食含有六鉤幼蟲的蟲卵便會受到感染。人類的嚴重感染或反覆自體感染後，可能會出現嘔吐、腹瀉和腹痛等症狀。

從學名命名 nana 一字源自拉丁文 nanos（字義是矮人），可知這種條蟲的體形相當細小。短小包膜條蟲又稱為**侏儒條蟲**，是寄生於人體腸道中最小的條蟲。成蟲寄生的病例全世界都有，但以溫帶地區較常見，特別是孩童案例。成蟲體長 25～40 公厘、寬 1 公厘，約有兩百個體節。頭節具四個吸盤分置四角，中央有個突狀物上有細鉤，頸節細長。蟲卵略呈圓形，直徑 30～47 微米，無色透明，覆蓋著一層薄薄的透明外膜和一層厚厚的內膜，內有六鉤幼蟲。

短小包膜條蟲的主要宿主是老鼠和人類。生活史可以不經中間宿主（如昆蟲）而完成，終宿主若誤食含有六鉤幼蟲的蟲卵便會受到感染。當然，亦可經由昆蟲宿主完成正常的生活史，此感染途徑與縮小包膜條蟲相似。蟲卵被終宿主吃下後，會在小腸內直接孵化為六鉤幼蟲再成擬尾囊蚴，最後長為成蟲、受孕產卵。此種生活史常造成終宿主的反覆自體感染。

輕度感染一般並不會有什麼症狀（可能是因為成蟲太小），頂多就是腸胃不適。嚴重或反覆自體感染時（與蟲體數量多寡有關）可能會出現嘔吐、腹瀉和腹痛等症狀。最基本的預防方法是不要直接喝野外的生水（如溪水）。

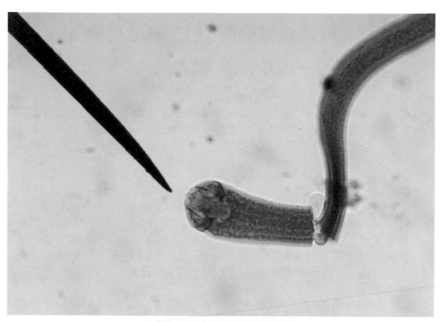

・ 成蟲頭節的玻片顯微鏡圖

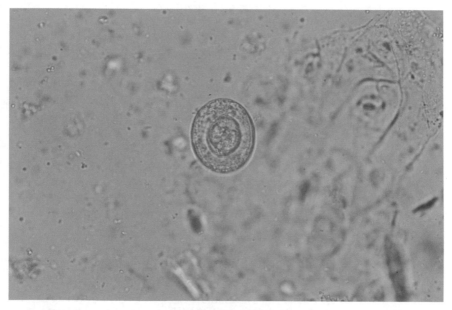

・ 短小包膜絛蟲的蟲卵

041 人類降級成中間宿主 剛地弓蟲

分布 全世界，廣存於貓科及溫血哺乳動物體內。

摘要 剛地弓蟲寄生於哺乳類體內，生活史複雜。是一種人畜共通傳染病，孕婦產檢項目中的血清學是檢測胎兒是否受到感染的重要項目。吃進受貓糞污染的食物或未熟貓肉內含囊體後感染。當囊體進入腸胃道後，芽孢子會分裂成速殖子再侵犯腦組織。

　　弓蟲病是人畜共通傳染病之一，在未介紹前，必先正名乎！一般常誤譯為「毒漿體」或「弓漿蟲」，根據拉丁文字源 toxo 在此譯為「弓」比「毒」要好（詳見下文），而 plasma 更與血漿、細胞漿或電漿的「漿」無關，是 form「形狀」的意思。所以，病原体 *Toxoplasma gondii* 應稱**剛地弓（形）蟲**較為正確。

　　剛地弓蟲寄生於哺乳動物體內，生活史中會出現兩種裂殖小體名為速殖子及緩殖子。速殖子大小約 2~4 x 4~8 微米，而緩殖子存在於組織囊體內，囊體大小 5~109 微米，速殖子和緩殖子的形狀都像新月、香蕉或弓。終宿主為貓科動物，依感染的情況有腸內期和腸外期之分別。中間宿主較廣泛，幾乎所有溫血動物都有可能，以人、犬、嚙齒類（鼠輩）、羊、鳥類等較為主要，弓蟲在中間宿主體內只有腸外期。剛地弓蟲的生活史頗為複雜，在各宿主間及宿主體內流傳的方式簡述如下：一、貓（終宿主）吃到自己或同類排泄物中成熟的囊體。二、貓吃到鼠或鳥（中間宿主）肌肉或內臟中的速殖子。三、中間宿主吃貓肉或誤食受貓糞污染的食物。四、在老鼠、人類腦中的囊狀緩殖子群可鑽出腦細胞，透過血流，經由母體胎盤傳給胎兒。

　　弓蟲囊體的囊壁對消毒劑、乾燥及冷凍有很強的抗性，在潮濕土壤中一年也還具染能力。而組織中（肉品）的弓蟲囊體只需要適當的加熱便能將之破壞，只是生食貓肉的人類傳播途徑較少聽聞。弓蟲感染可能引發顯著的症狀，甚至導致死亡，但大部份的貓及中間宿主於感染弓蟲後多無臨床症狀。

　　囊體（內含具有感染能力的芽孢子）一旦被中間宿主（如人、老鼠、犬、羊、豬等）食入後，中間宿主的消化液會破壞囊壁，釋放芽孢子。芽孢子會穿出腸壁並能以快速分裂的速殖子形式來進行無性增殖，最終廣泛地散布於全身並在組織（以腦部、橫紋肌、眼

剛地弓蟲

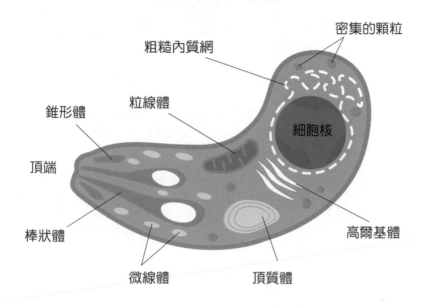

密集的顆粒

粗糙內質網

錐形體

粒線體

細胞核

頂端

棒狀體

高爾基體

微線體

頂質體

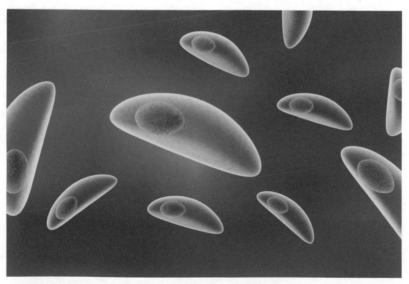

- 剛地弓蟲速殖子 3D 立體模擬圖

球肌肉最常見）內形成囊體。

　　一般說來，弓蟲的致病力視蟲株的種類而定，原則上，蟲體分裂所需時間愈短，致病性愈強，嚴重時常造成組織壞死或囊腫。根據臨床觀察，大半屬於無症狀感染，若有病徵，不出淋巴腺炎、腦脊髓型併發症以及眼睛症狀（如視網膜炎）等。

　　另外，孕婦若曾感染過弓蟲，很容易透過胎盤造成胎兒先天性弓蟲症，因此，弓蟲感染的血清學檢查是很重要的孕婦產檢項目。除了導致流產、死胎外，受到感染的胎兒生下來後常見有視網膜炎、腦脊髓炎、水腦症、小腦症和畸型。這些情況甚少能完全復原，日後還可能造成視力嚴重受損、失明及癡呆。

　　台北市家畜衛生檢驗所（現為台北市動物保護處）曾於 1990、91 年間做過調查，收集轄區內家犬及流浪犬共計 458 支血清樣本進行弓蟲抗原調查，結果呈陽性的比例有 24％；另於 1995、96 年間針對 198 隻家貓及流浪貓所做的研究，陽性率為 25％，顯示弓蟲感染在台灣的犬、貓中普遍存在。

　　臨床症狀、病變配合病史及生活習慣可做為初步診斷。人類預防感染最好的方法是 —— 養貓者要特別注意貓糞的清理、飲食衛生及食物處理安全，當然您不太可能生食貓肉！

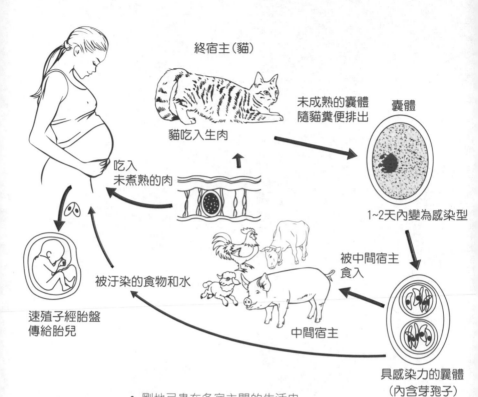

終宿主（貓）

貓吃入生肉

吃入
未煮熟的肉

未成熟的囊體
隨貓糞便排出

囊體

1~2天內變為感染型

被中間宿主
食入

被汙染的食物和水

中間宿主

速殖子經胎盤
傳給胎兒

具感染力的囊體
（內含芽孢子）

• 剛地弓蟲在各宿主間的生活史

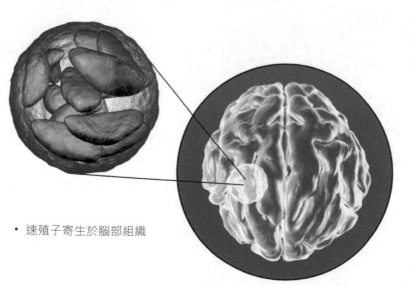

• 速殖子寄生於腦部組織

大啖水產

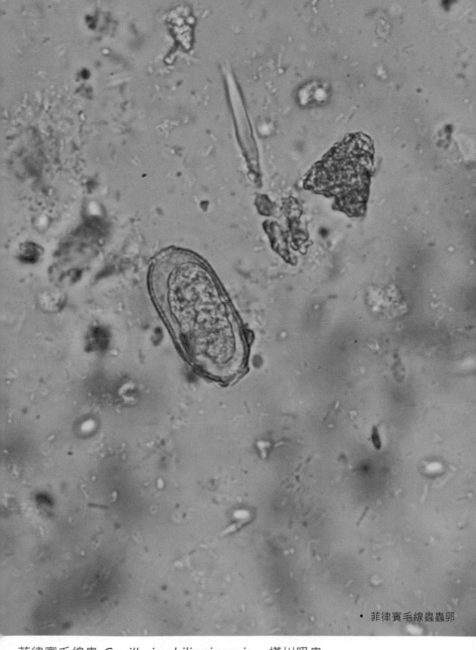

• 菲律賓毛線蟲蟲卵

菲律賓毛線蟲 *Capillaria philippinensis*　　　橫川吸蟲
安尼線蟲 *Anisakis* sp.　　　　　　　　　　　*Metagonimus yokogawai*
衛氏肺吸蟲 *Paragonimus westermani*　　　廣節裂頭條蟲
中華肝吸蟲 *Clonorchis sinensis*　　　　　　*Diphyllobothrium latum*
異形吸蟲 *Heterophyes heterophyes*

042 生吃魚內臟 菲律賓毛線蟲

分布 以菲律賓、泰國為主。

摘要 生活史尚未完全明瞭，目前只知人類是因為吃下淡水或半鹹水魚腸中的感染性幼蟲而感染，成蟲寄生於人體空腸中，雌蟲不僅能產卵，亦能直接產出幼蟲。

　　菲律賓毛線蟲是一種寄生於腸道的線蟲，會引起腸內絨毛血管淤塞，名為毛線蟲病，有致命的可能，其致死病案最早是在 1964 年於菲律賓呂宋島所發現。分布上以菲律賓、泰國為主，亞洲國家如中國、日本、韓國、印尼、緬甸、寮國也有，台灣亦曾有病例報告。

　　成蟲纖小，長約 2.5 ～ 4.3 公厘。雄蟲尾端有一根長的交尾刺，具有鞘。雌蟲稍大，食道約占體長的一半，陰門位於食道之後。蟲卵的兩端有蓋，但不像鞭蟲蟲卵蓋（參見 139 頁）那麼突起。略呈長橢圓形，中間略向內凹，像一顆帶殼落花生，是其重要的鑑別特色。此蟲的生活史尚未完全明瞭，目前只知人類是因為吃下淡水或半鹹水魚腸中的感染性幼蟲而感染，成蟲寄生於人體空腸中，雌蟲不僅能產卵，亦能直接產下幼蟲。吃魚的鳥類是保蟲宿主。

　　病人一般會有食慾不振、體重下降、消化不良、腹痛、腹瀉等現象。當發生自體感染而造成腸道的「蟲負荷」過大，會嚴重腹瀉，並引致噁心、嘔吐等症狀，導致電解質失調，嚴重時可能致死。未經治療者，死亡率可達兩成。

　　最簡單的診斷方法是從糞便中檢出蟲卵、幼蟲或成蟲。有效治療藥物為 mebendazole，但要同時補充電解質、蛋白質和水份。目前所知唯一的預防之道是不吃未煮熟的魚類，特別是魚內臟。

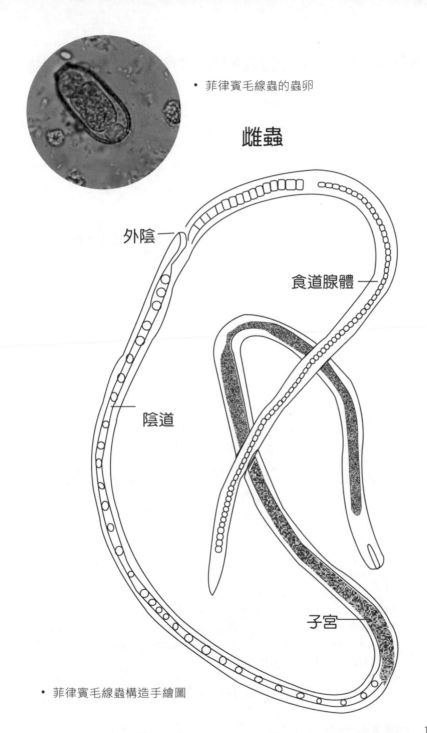

• 菲律賓毛線蟲的蟲卵

雌蟲

外陰

食道腺體

陰道

子宮

• 菲律賓毛線蟲構造手繪圖

117

043 人類貿然闖入鯨豚的食物鏈 安尼線蟲

分布 以日本、荷蘭、北歐各國及南美洲太平洋沿海國家為主。

摘要 人類因吃到魚肉內的第三期幼蟲而感染，幼蟲多寄生於人體胃壁，小腸上部次之。受幼蟲感染的主要臨床症狀包括腹痛、噁心和嘔吐

　　安尼線蟲於 1845 年被生物學家發現時，發現者並未指出命名的由來，分類上歸在 1758 年就已確認的蛔蟲屬下的一個亞屬，至今已發現有好幾種相似的安尼線蟲種別。後人研判，anis- 可能字源是希臘文「不同的」；-akis 是希臘語「針狀」、「突刺」之意。

　　安尼線蟲又稱為**海獸胃線蟲**，是一群寄生性線蟲，其正常的生活史涉及魚類和海洋哺乳動物。人類感染的病例（各式各樣的病症統稱為安尼線蟲病）分布於日本、荷蘭、北歐各國及南美洲太平洋沿海國家。在日本，牠「惡名昭彰」，因為有許多人因生吃鯖魚或花枝而受到感染。

　　雄性成蟲體長 3.5～7.0 公分；雌蟲約 4.5～15 公分，寄生於終宿主如鯨魚、海豚的胃內，蟲卵隨排出的糞便來到海中而孵化出幼蟲，若被第一中間宿主甲殼類（如磷蝦）吃到則會在其體內慢慢發育。第二中間宿主則是鯡、鯖、鱈等海魚，會掠食甲殼類，而幼蟲則在這些魚的內臟中聚集。如果魚不幸又被鯨豚（原則上鯨魚較少獵食中型魚）吃入，幼蟲則會發育為成蟲，成蟲會附著在鯨豚的胃壁上兩相安無事地完成生活史。這也可以說是鯨豚等大型哺乳類的食物鏈。

　　人類因吃到中間宿主魚肉內的第三期幼蟲而感染。由於人類的胃腸環境不像終宿主海洋哺乳動物般適合發育為成蟲，幼蟲會鑽入人體胃壁、上部小腸壁（次之）寄生。受幼蟲感染的主要臨床症狀包括腹痛、噁心和嘔吐。許多患者的糞便常有陽性潛血反應，易被誤診為胃癌或胃潰瘍。腸壁水腫會導致腸阻塞。另有一種是過敏反應 —— 首次感染到幼蟲所產生的防禦性抗体免疫球蛋白 E，在下次感染時引起即發型過敏反應的腸胃症狀。

　　大部份的患者在吃到幼蟲後一天內便會出現症狀。目前尚無有

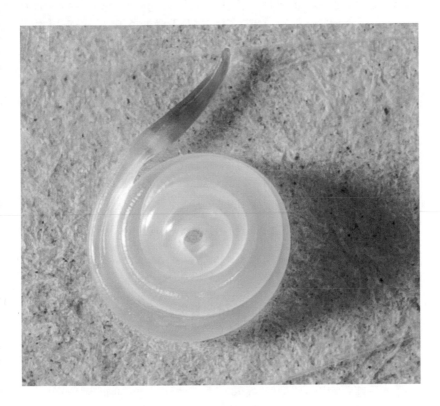

• 幼蟲實體

效的治療藥物，急性感染可用胃鏡摘除幼蟲；慢性感染則需以手術
將潰瘍部位切除。診斷只能「眼見為憑」，用胃鏡找幼蟲。不要吃
不「安全」的生魚片是顯而易見的預防之道。

044 毛蟹未煮熟 衛氏肺吸蟲

分布 人體感染以亞洲各國如日本、韓國、中國、台灣、菲律賓、泰國等東南亞地區為主。

摘要 人類因吃下未煮熟又含囊蚴的毛蟹（台灣）、淡水蝦而受到感染。囊蚴於終宿主胃內脫囊，穿過胃壁抵達腹腔，再穿過橫膈膜來到胸腔。幼蟲鑽入肺中發育為成蟲，於此產卵，蟲卵會隨痰液或糞便排出。

　　吸蟲在分類上屬於扁蟲類，其他成員另有條蟲、渦蟲。吸蟲通常以寄生於人體部位之不同，區分為肝吸蟲、肺吸蟲、腸吸蟲及住血吸蟲等四群。其共同特徵有：1. 背腹扁平，身體由實質細胞構成，無真正體腔。2. 上皮為活組織，與線蟲的角質上皮不同。3. 除少數住血吸蟲外，均為雌雄同體。4. 具有發達的吸附構造如吸嘴、吸溝、吸盤。

　　衛氏肺吸蟲的活成蟲為紅褐色，體形不像一般吸蟲扁平，略帶橢圓形，像一顆花生米，長 7 ~ 12、寬 4 ~ 8、厚 3.5 ~ 5.8 公厘。蟲卵呈黃棕色，形狀不規則，略為橢圓形，大小約 97 x 50 微米。卵殼厚度不一，蓋緣略厚，隨糞便排出時尚未分化成胚胎。

　　成蟲寄生於人、貓、狗的肺臟，蟲卵在痰液裡被吐出或被吞下隨糞便排出宿主體外。蟲卵若能來到水中，兩、三星期後可孵出毛蚴，感染第一中間宿主螺獅（在台灣為川卷螺），在此宿主體內經一代孢蚴、兩代雷蚴，最後發育成尾蚴。尾蚴離開螺獅後會鑽入第二中間宿主如淡水蝦蟹等甲殼動物體內成為囊蚴，在台灣，溪裡的毛蟹是最重要的感染來源，人類吃下未煮熟又含囊蚴的毛蟹而受到感染（貓狗則是生食蝦蟹）。囊蚴於終宿主胃內脫囊，穿過胃壁抵達腹腔，再穿過橫膈膜來到胸腔。幼蟲鑽入肺中發育為成蟲，於此產卵，蟲卵再隨痰液或糞便排出。當脫囊幼蟲於腹腔移行時，會有發燒、腹痛及腹瀉等症狀。當幼蟲來到肺部並在該處發育時，則有胸痛及發燒。成蟲在宿主的肺部渡過一段長時間後，可能會「搬家」而發生異位寄生，最常見的是在腦部，造成膿瘍。

　　不吃未煮熟的淡水蝦蟹是唯一的預防方法。以白酒泡製的「醉蟹」（上海名菜）亦不宜食用（若使用海蟹則可以），高濃度的酒精也無法殺死囊蚴。至於名聞遐邇的野生陽澄湖大閘蟹，至今未有蟹內囊蚴感染率的調查報告。

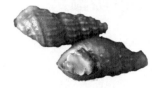

• 中間宿主川卷螺

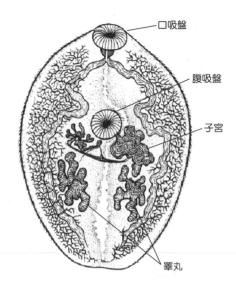

口吸盤

腹吸盤

子宮

睪丸

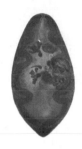

• 整隻蟲體壓平的玻片染色圖　　　• 成蟲構造手繪圖

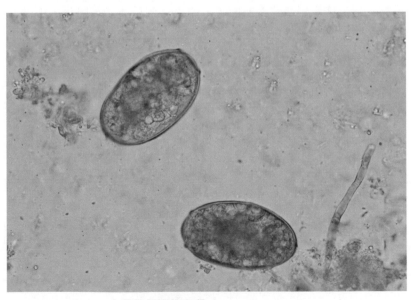

• 人類糞便裡的蟲卵

045 客家人愛吃魚片粥 中華肝吸蟲

分布 亞洲如中國、日本、韓國、台灣、越南等國家之淡水水域。

摘要 人類因吃下未煮熟、含囊蚴的淡水魚肉而受到感染。成蟲寄生於人體的膽管及膽囊，偶而跑到胰管。若蟲體數量太多才會讓人產生不適感。

寄生於人體的吸蟲均屬於**複殖亞綱類**，生活史複雜，需要一個或一個以上的中間宿主方能完成。成蟲寄生在脊椎動物體內，幼蟲寄生於螺獅。中華肝吸蟲又稱為**中華支睪吸蟲**，是一種寄生在人類膽管和膽囊的吸蟲。第一中間宿主是淡水螺類，第二中間宿主為鯉、鰱、草魚等淡水魚。內含毛蚴的蟲卵隨終宿主的糞便排出體外，需被螺獅宿主吃入，毛蚴才能釋放出來，於螺獅體內發育，經孢蚴、雷蚴最後到尾蚴。尾蚴逸出螺獅體外，鑽入第二中間宿主，於肌肉及皮下組織中形成囊蚴（感染型）。

人類由於吃下未熟、含囊蚴的魚肉而受到感染，囊蚴在十二指腸內脫囊，移行到膽管長為成蟲。成蟲寄生於膽管或膽囊，以膽汁為食，偶爾跑到胰管。若蟲體數量太多才會讓人感到不適，其潛伏期約二至四週。成蟲舒服寄生於人體，相安無事時壽命可達二十年。中華肝吸蟲是人畜共通的寄生蟲。蟲卵連接卵蓋處有「肩」狀隆起，靠近接觸點的地方內凹；另外是蟲卵末端有一明顯的逗點狀突出物，這兩大特點可用於糞便鏡檢之鑑別（*此卵的顯微鏡像，是醫學院實驗課跑堂考試的送分題*）。

過去有些客家農村飼養豬隻也在埤塘養魚，會把豬糞投入池塘餵魚，又拿死魚攪成碎肉摻雜餵豬（*小時候，我阿嬤娘家也是這樣*）。如此便易使豬、魚體內都有中華肝吸蟲，豬是保蟲宿主，而魚肉則為人類的感染來源。早期台灣的客家人（*源自廣東人的飲食習慣*）喜將鯉魚、草魚等生魚片夾以熱白粥而食，或原住民生食淡水魚，所以罹患中華肝吸蟲病的案例很多。現今因衛生環境及飲食習慣改變，已少見有中華肝吸蟲病。

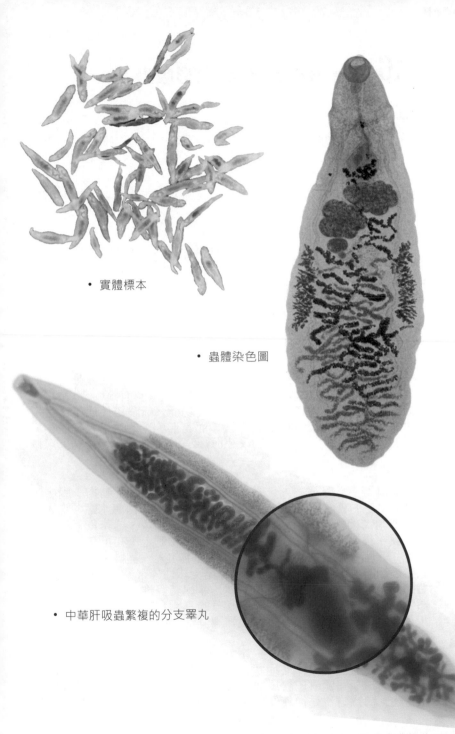

• 實體標本

• 蟲體染色圖

• 中華肝吸蟲繁複的分支睪丸

046 size 最小的吸蟲 異形吸蟲

分布 遍及全球。

摘要 蟲卵隨宿主的糞便排出體外後，經第一、第二中間宿主成為囊蚴，成囊蚴後寄生在魚類體表。人、貓科、犬科動物吃入含囊蚴的魚而受到感染。

　　前文提到，寄生於人體的吸蟲均屬於複殖亞綱，而吸蟲通常以寄生在人體部位之不同，區分為肝吸蟲、肺吸蟲、腸吸蟲及住血吸蟲等四群。複殖類吸蟲的大小隨種類而有所不同，寄生於腸道的吸蟲因「環境」寬闊，形體較大可以理解，如最大的薑片蟲（參見134頁），但寄生於人體內 size 最小的異形吸蟲成蟲也是「住」在腸道，這說明了「大魚缸能養出較大的魚」之生物學理論也不完全符合某些現況。

　　異形吸蟲成蟲的體長只有 1.0～1.7 公厘、寬 0.3～0.4 公厘。最大的特徵是在腹吸盤的左後方有一個生殖吸盤，具有 60～90 根呈放射狀的棘，不具吸附作用，只有伸縮的功能。無論雄性或雌性生殖器官，會根據成蟲棲息在不同之魚類而有形態上的差異。蟲體小，產下的卵也屬於小型，大小 16 x 29 微米，在糞便的染色鏡檢下可以辨別。

　　成蟲寄生於終宿主人、貓、狗及其他吃魚的哺乳動物小腸中，蟲卵隨宿主的糞便排出體外後，被第一中間宿主半淡鹹水螺類吃入，發育成尾蚴後離開螺獅，於第二中間宿主如鯔魚、羅非魚等魚類體內成囊。囊蚴主要寄生在魚類的鱗片、鰭和鰓上，亦可在淺層肌肉內見到。吃魚的鳥如鵜鶘以及共通終宿主如人、貓科、犬科動物吃入含囊蚴的魚而受到感染。此蟲幾乎是全球性分布，但主要在埃及、希臘、中國中南部以及日本、台灣、菲律賓等地。此分布似乎與兩類中間宿主的生態有關。在許多吃魚的鳥類和哺乳動物小腸中發現了許多疑似的吸蟲和蟲卵，但很難與其他相關物種分辨，所以沒有準確的感染統計。

　　人類感染通常沒什麼症狀，頂多是腹部不舒服、下痢，但臨床上曾報告成蟲可隨淋巴管或血管移行到心臟或腦部，造成嚴重的異位寄生。診斷方法是從糞便中檢出蟲卵。由於蟲卵的大小和外形與

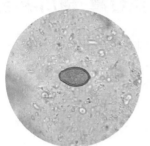

• 異形吸蟲蟲卵

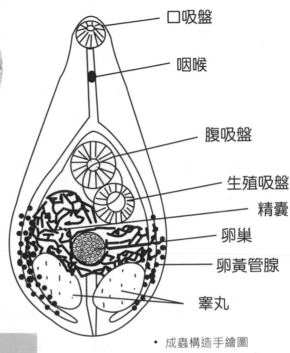

口吸盤

咽喉

腹吸盤

生殖吸盤

精囊

卵巢

卵黃管腺

睪丸

• 成蟲構造手繪圖

• 許多吸蟲感染與吃入生淡水魚片有關

中華肝吸蟲相似，要注意區別鑑定，中華肝吸蟲蟲卵的兩大特徵（參見 122 頁）是異形吸蟲所沒有的。治療藥物可選用 praziquantel。最佳的預防方法是不要碰未熟的魚肉以及注意處理生魚時的污染問題。

047 舉世第一個病例百年前在台灣 橫川吸蟲

分布 俄羅斯、韓國、日本、中國、台灣、印尼、以色列和西班牙。

摘要 蟲卵若能來到淡水或半鹹水環境中，經兩種中間宿主發育成囊蚴，人類吃到含有囊蚴、未煮熟、生的或醃製的魚而受到感染。一般沒什麼症狀，嚴重時才會有腸胃不適或異位寄生病症。

橫川吸蟲與前文提到的異形吸蟲同屬於異形科的小型腸道吸蟲，成蟲體長 1～2.5、寬 0.4～0.75 公厘，最大特徵是腹吸盤並不位於蟲體中央，而是在中線右側。腹吸盤前端邊緣有生殖道的開口，稱為吸殖器。蟲卵的大小和形態與異形吸蟲的蟲卵相似，在顯微鏡下不易區別。

橫川吸蟲的分布在俄羅斯、韓國、日本、中國、台灣、印尼、以色列和西班牙，引起的感染病名為**後殖吸蟲病**。全世界首件人體感染病例是由在台灣的日本學者橫川定於 1911 年所報告，是他的老師桂田富士郎用其姓氏よこがわ拼音 yokogawa 為種名來命名。

此蟲的生活史與異形吸蟲類似，成蟲寄生於終宿主貓、狗、人及其他吃魚動物之小腸，會生吞活魚的鳥類可能為保蟲宿主。含有胚胎的蟲卵若能來到淡或半鹹水環境中，被第一中間宿主螺獅吃下後才可成尾蚴，經發育後鑽出螺獅，在第二中間宿主如香魚、鯉魚科魚類（因分布地區而異）體內形成囊蚴。然後，終宿主食用含有囊蚴、未煮熟、生的或醃製的魚而受到感染。囊蚴在宿主（人、哺乳動物或鳥）的小腸中游走並發育為成蟲，在小腸壁上成熟、受孕並產卵。

人類感染一般沒什麼症狀，嚴重時才會有腸胃不適或異位寄生病症。唯一的診斷方法還是糞便鏡檢找蟲卵，若能配合飲食（吃魚）紀錄，可與異形吸蟲感染相區別。治療藥物可用 praziquantel，最佳的預防方法是不要吃未熟的香魚或鯉魚，以及注意殺這些魚類時的安全與衛生問題。

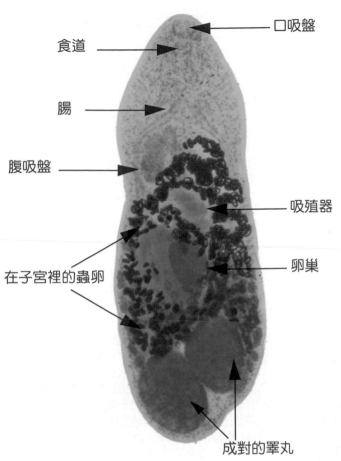

口吸盤

食道

腸

腹吸盤

吸殖器

在子宮裡的蟲卵

卵巢

成對的睪丸

• 橫川吸蟲的玻片染色顯微鏡圖與構造

• 橫川吸蟲在日本、台灣的感染
主要與吃香魚有關

048 寄生蟲界的超級巨怪 廣節裂頭條蟲

分布 分布全球，以北歐為主，中國東北、日本、北美和非洲亦常見。

摘要 人吃了含有裂頭蚴的未熟魚肉（如鮭魚生魚片）而受到感染。成蟲寄生於人體小腸上段，蟲卵隨糞便排出體外。在水中孵化出幼蟲，經第一中間宿主而寄生於魚內臟和肉裡。

從英文學名及中譯名可知，**廣節裂頭條蟲**有寬廣的體節以及不具吸盤的裂頭節（屬於擬葉目條蟲的特徵），但此蟲最大的特色是寄生於人體中最長的條蟲，長 4～6 公尺（曾有報告最長可達 10 公尺）。還有一種同屬的大巨怪，被日本人稱為「真田蟲」的日本海裂頭條蟲，有此別名即是因為裂頭條蟲的外型猶如日本人綁和服腰帶時所用的扁平式真田紐（さなだひも）。蟲體呈乳白色，靠近頭節的部份是未成熟體節，後接長串的寬闊體節，約有四千節，為成熟和受孕體節。每一成熟體節內含有雌雄兩性生殖器官，受孕體節則充滿蟲卵，蟲卵成熟後由子宮孔排出。蟲卵呈卵圓形、灰白色，但因混在糞便裡而呈褐草色，大小約 46 x 60 微米。

廣節裂頭條蟲的成蟲寄生於人體小腸上段，蟲卵隨宿主的糞便排出體外。在水中孵化出鉤球蚴，被第一中間宿主劍水蚤吞食，於其體內發育成原尾蚴。當劍水蚤被第二中間宿主淡海水魚（如鮭魚等）吃入後，原尾蚴發育為裂頭蚴，寄生於內臟或肌肉中。根據研究，廣節裂頭條蟲原產於斯堪地納維亞半島、俄羅斯西部和波羅的海，儘管現在也出現在北美，特別是太平洋西北地區及遠東的俄羅斯。所以，人類的感染與這些鮭魚種類（如櫻鮭、粉紅鮭）的分布有關，故又被叫做魚條蟲。人吃了含有裂頭蚴的未熟魚肉（如鮭魚生魚片）便會受到感染，成蟲的壽命可長達二十年。狗、熊及貓科動物為保蟲宿主。

被寄生者可能沒有顯著症狀，或只有輕微的腸胃症狀（成蟲太大了）、四肢無力、疲倦、貧血等。成蟲寄生於人體腸道有個特別的臨床現象——會阻礙小腸對維生素 B_{12} 的吸收而造成惡性貧血。診斷依據是糞便內的蟲卵。最佳預防方法是吃生魚片時要注意食用安全與衛生。

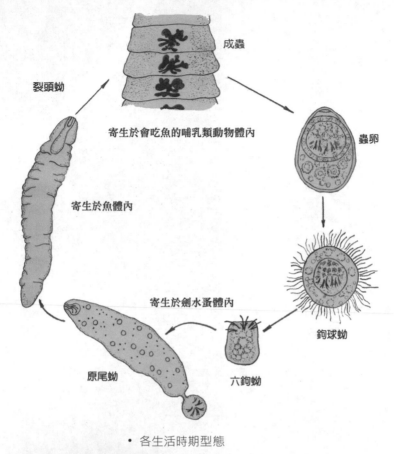

成蟲

裂頭蚴

寄生於會吃魚的哺乳類動物體內

蟲卵

寄生於魚體內

鉤球蚴

寄生於劍水蚤體內

原尾蚴

六鉤蚴

• 各生活時期型態

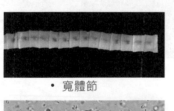

• 寬體節

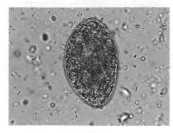

• 蟲卵

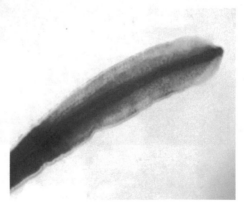

• 具有裂開特色的頭節

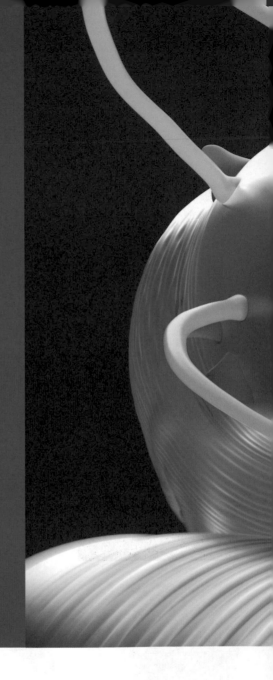

【第柒篇】

吃素也會怕

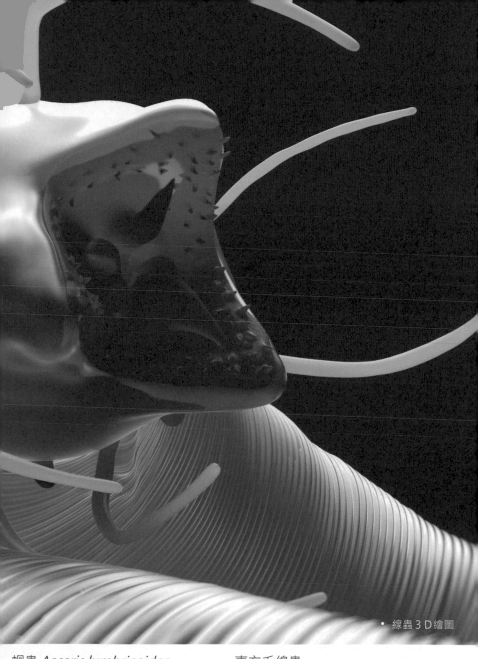

• 線蟲 3D 繪圖

蛔蟲 *Ascaris lumbricoides*
薑片蟲 *Fasciolopsis buski*
美洲鉤蟲 *Necator americanus*
鞭蟲 *Trichuris trichiura*

東方毛線蟲
Trichostrongylus orientalis
牛羊肝吸蟲 *Fasciola hepatica*
包囊條蟲 *Echinococcus granulosus*

049 以後也請多多指教 蛔蟲

分布 全世界，以亞熱帶地區為主。

摘要 成蟲寄生於人體小腸內，蟲卵隨糞便排出體外，在適當的溫度及濕度下，於泥土中約經三週發育成有感染性的蟲卵，如被人吃下會在小腸中孵化成幼蟲。幼蟲必先經過一趟「移行」回到小腸，才能長為成蟲並產卵。

蛔蟲屬於線蟲動物門，是腸道寄生性線蟲中最大型的一種，也是歷史最悠久、常見（小時候衛生條件不良的年代）的寄生蟲之一。由於體型大，肉眼極易觀察，在古希臘時代早已為人所知，即使至今，全球約有五分之一的人口（十四億人）被此蟲寄生。讓蛔蟲不禁想學日本人說：「多くの後に助言してください　今後也請多多指教！」。蛔蟲病屬於常被輕忽的一種熱帶疾病，分布全世界，從溫帶到熱帶地區都很普遍。講起蛔蟲，即是老一輩台灣人口中的**蝒蟲**（注音ㄅㄧㄥ・ㄊㄤˊ）。台灣光復後與二戰結束的日本一樣，每三個人就有兩人受到蝒蟲寄生，在當時可說是「國民病」。

活體蛔蟲略帶肉紅色（死亡標本則是乳白色），外形像是長圓柱狀的大蚯蚓，雄蟲稍細小，長約 10~30 公分、直徑 2~4 公厘，外表有細橫紋，頭頂有三個排列如「品」字的唇瓣；尾端向腹面彎曲，具有一對交尾刺。雌蟲長 20~35 公分、直徑 5~6 公厘，與雄蟲的區別是圓錐形尾端不內彎、較平直。蛔蟲的蟲卵分為受精和未受精兩種，前者呈橢圓形，大小約 40 x 60 微米，最外面覆有一層蛋白膜，長被膽汁染成黃棕色，蛋白膜內有一層厚的卵殼，內有一未完全成熟的胚胎細胞；後者的形狀較不規則、卵殼長而薄、外層蛋白膜也呈不規則狀。

成蟲寄生於人體小腸內，蟲卵隨糞便排出體外，對不良環境（如低溫、乾燥）具有抵抗力。在適當的溫度及濕度下，蟲卵於泥土中約經三週會發育成具有感染性的蟲卵，如被人吃下會在小腸中孵化成幼蟲。幼蟲若想要長為成蟲，必先經過一趟「人體旅行」── 幼蟲先穿過腸壁、進入血管，經肝臟、心臟而到達肺臟。再穿過微血管進入肺泡，沿著支氣管、氣管而至會厭，然後被宿主吞入，經食道、胃而達小腸，在此發育為成蟲。從吃到蟲卵到成蟲產卵約需 8~10 週，雌蟲在離大限的一、兩年時間裡，會讓占蟲體大部份空間的生殖器官全力運作，使其一天可以產下二十萬顆卵。蛔蟲在小腸中

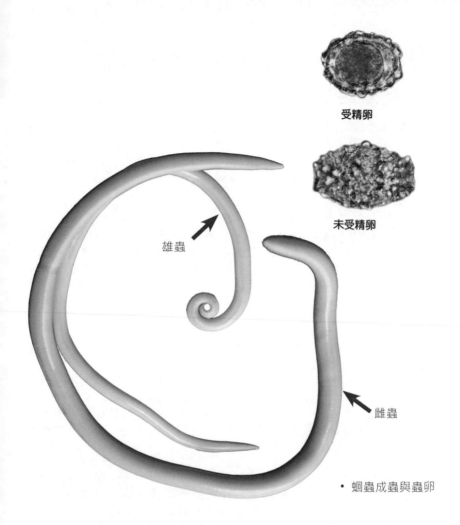

受精卵

未受精卵

雄蟲

雌蟲

• 蛔蟲成蟲與蟲卵

靠吸取營養物（腸內的半消化食糜）而活。所以，蛔蟲感染易造成兒童營養不良（如非洲一群骨瘦如柴卻大腹便便的小朋友）。雖然感染沒有明顯症狀，但偶爾見有疲勞、發燒、腸胃不適、噁心、嘔吐、下痢等，成蟲若鑽入膽管會引起阻塞，亦可能穿過腸壁引起腹膜炎，另外，若蟲體數量太多時會引起腸阻塞。

　蟲卵隨糞便排出人體外，當蟲卵存在於水中或附著於水果、蔬菜上而從人口進入時，便是感染上蛔蟲。所以，預防的首要工作在於改善個人衛生習慣，吃東西前務必把手洗乾淨，蔬菜也要洗淨或煮熟才吃。另外，避免使用新鮮糞便施肥（現今已少用，蛔蟲病也少見）可大大降低傳播機會。

050 我們倆划著船兒採紅菱 薑片蟲

分布 以東南亞國家為主。常見於中國、台灣、泰國、菲律賓等。

摘要 最大隻的吸蟲，大都寄生於動物體內腸道，人類誤食囊蚴或豬吃下帶有囊蚴的水生植物而感染。囊蚴在小腸孵化，成蟲吸附在腸壁上以吸血為食。輕微的感染一般不會有病症，若蟲數很多，嚴重時會因腸阻塞而致命。

鄧麗君曾於 1966 年把一曲＜採紅菱＞唱紅，這是首很有中國民樂風格的老流行歌曲，歌詞描述在江南水鄉的一對恩愛情侶，划著船採集菱角的故事。我不知道當時這些採菱者是否會因為豐收而愉快地唱著歌、剝食生菱角，若這真是當時普遍的生活習慣，那他們或許常會有腹瀉、腹痛等不舒服的情形。而在台南的官田、柳營則因豬糞被排到菱角池塘內，造成菱角農得到薑片蟲病的比率很高。

薑片蟲的學名為**布氏腸吸蟲**（從命名即知發現者的姓氏為Busk），是一種外觀極像薄切薑片、寄生於動物腸道的大型吸蟲，有關所有吸蟲如住血吸蟲、肺吸蟲、肝吸蟲等的共通特徵可參見 84、120、124 頁。薑片蟲較有特色之處在於成蟲體型非常巨大，長 20～75 公厘；寬 8～20 公厘；厚 0.5～3 公厘，腹吸盤比口吸盤大。由此可知，當成蟲寄生於動物體的腸道數量很多時，所造成的傷害應以「物理」性為主，「生理」性次之。

薑片蟲寄生於人體小腸，豬和狗是保蟲宿主，但還是以豬惹的禍較大。動物小腸內的成蟲產卵後，蟲卵隨著糞便排出體外，若能來到水中，會孵化成毛蚴，會隨即找尋螺類（中間宿主）鑽入。在螺獅內經一代孢蚴、二代雷蚴發育成尾蚴逸出，於菱角、荸薺等水生植物上成囊（囊蚴，感染型），人類誤食囊蚴或豬吃下帶有囊蚴的水生植物而感染。輕微的感染一般不會有病症，若蟲數很多，才可能有消化不良、腹瀉、絞痛、嘔吐及臉部水腫等症狀，嚴重時會因腸阻塞而致命。預防薑片蟲病首重加強衛生教育，避免生吃菱角、荸薺等媒介物，最起碼要徹底洗淨或注意處理菱角、荸薺過程的衛生。杜絕傳播的另一重點就是不要再把人、豬的糞便倒入水生植物養殖池塘裡。

薑片蟲的主要分布在亞洲，流行區有中國大陸、台灣、泰國、菲律賓等東南亞國家。在中國多見於水源豐富及盛產菱角、蓮藕等

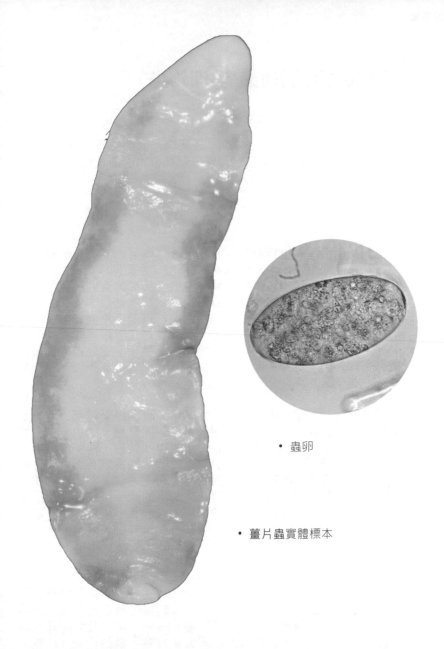

• 蟲卵

• 薑片蟲實體標本

水生植物的東南沿海地區、長江流域各省。台南的官田、柳營、新營等地是台灣最大的菱角、荸薺產地，過去有不少感染案例。當衛生習慣改變，不把豬糞倒入池塘、不把菱角、荸薺的枝葉拿來餵豬後，現已少見薑片蟲病。

051 吃菜吃到幼蟲 美洲鉤蟲

分布 全世界，常見於熱帶及亞熱帶國家，台灣有。

摘要 成蟲寄生於人體小腸，雌蟲產下不含胚胎的蟲卵隨糞便排出。若能來到土壤中，就能發育成具有感染力的絲狀幼蟲。人類主要是因誤食含有絲狀幼蟲的蔬菜或飲水而感染。

　　美洲鉤蟲俗稱**新世界鉤蟲**（相較於被稱為舊世界鉤蟲的十二指腸鉤蟲），由鉤蟲引起的寄生蟲病分布極廣，在歐洲、美洲、非洲、亞洲均有流行。十二指腸鉤蟲屬於溫帶型，美洲鉤蟲則為亞熱帶及熱帶型。美洲鉤蟲與十二指腸鉤蟲無論在成蟲、幼蟲、蟲卵的形態以及生活史上均極相似，分類上同為鉤口科但前者為板口屬，這說明兩者在口囊內的腹齒有所不同，美洲鉤蟲是三對相連成板狀的切板，而不似十二指腸鉤蟲的兩對「獠牙」。除了上述分布地區及口器構造不同外，成蟲外形勉強說來也稍有差異，細部不談，美洲鉤蟲較為小支，雌雄蟲的體長均不超過 1 公分。

　　成蟲寄生於人體小腸，可活三到五年，雌蟲每天可產下五千到一萬顆卵。不含胚胎的蟲卵隨糞便排出，若能來到土壤中，在有利條件下一、兩天後，蟲卵變成胚胎孵化成桿狀幼蟲。桿狀幼蟲經兩次蛻皮成為具有感染力的絲狀幼蟲，這段時間約需要五到十天。根據研究，美洲鉤蟲絲狀幼蟲穿透人類皮膚的能力似乎不如十二指腸鉤蟲，所以人類主要是因誤食含有絲狀幼蟲的蔬菜或飲水而感染。幼蟲需先穿出腸壁（如穿透皮膚的感染方式，在小腸內無法直接長為成蟲），經過人體「旅行」來到咽喉，最後被吞入小腸，在此發育成熟的成蟲以切板咬住腸壁內腔吸血為食。受孕排出的卵來到土壤後，重啟再一次的生活史。

　　一般鉤蟲所造成的人體病症，通常分為幼蟲成長期和成蟲繁殖期。成長期是指幼蟲在人體「旅行」之成熟階段所造成各式人體的不適，其中以經過肺臟時所引發的發燒、咳嗽、噁心及輕微肺炎較為明顯。繁殖期則與順利長大的成蟲數量有關，蟲數達到 500 隻以內，病人會感到疲勞、貧血和腹痛；當超過 500 多隻時，症狀惡化並可能導致死亡。由於貧血和營養需求增加的因素，兒童或孕婦的感染風險較大。有關美洲鉤蟲的診斷、治療和預防工作與十二指腸鉤蟲相同。

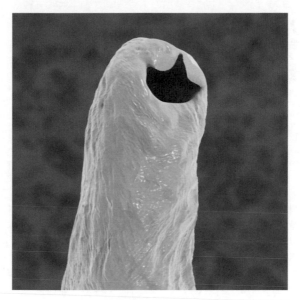

• 美洲鉤蟲頭部 3D 模擬圖

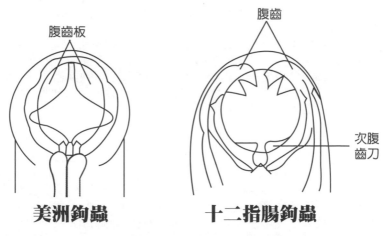

腹齒板

美洲鉤蟲

腹齒

次腹齒刀

十二指腸鉤蟲

• 兩種鉤蟲口囊切板比較圖

052 幼童脫肛 鞭蟲

分布 全世界，以熱帶及亞熱帶地區為主。

摘要 人因誤食含胚胎的蟲卵而感染。發育為成蟲後主要寄生於結腸，亦可見於迴腸下段或闌尾，蟲卵隨糞便排出，若能沉積到土壤中，兩、三週後發育成有胚胎的卵才具感染與傳播力。

　　寄生性線蟲寄生於植物、軟體動物、環節動物、節肢動物及各種脊椎動物體內。據估計，脊椎動物的寄生性線蟲約有八萬多種。寄生於人體的線蟲，體型大小不一，最小的糞線蟲（見 82 頁）僅 2 公厘，最大的麥地那線蟲體長則超過 1 公尺。依寄生部位的不同，人類的線蠕蟲常被分為腸道線蟲與血液、組織線蟲兩類來討論，如前文的蟯蟲、犬弓蛔蟲、鉤蟲、旋毛蟲、廣東血線蟲、菲律賓毛線蟲、安尼線蟲、蛔蟲等。

　　鞭蟲是一種腸道線蟲，寄生於人類大腸時會引起鞭蟲病，是一種常被忽視的熱帶蠕蟲病之一。其分布與蛔蟲相同，屬於世界性，預估得過的人約有十億，以熱帶及亞熱帶地區如亞洲為主，在非洲及南美洲相對較少。台灣多見於鄉下地方，兒童感染較為常見。

　　雄蟲體長 3.0～4.5 公分，雌蟲稍大，尾端不捲曲。蟲體的前 3/5 纖細修長，後端 2/5 肥厚，外觀像一根帶把手的鞭子，因此特色而得名。鞭蟲的食道細長，由稱為桿狀細胞的腺細胞圍組而成。蟲卵為黃棕色，大小約 22 x 52 微米，具有兩層卵殼，呈木桶狀，兩端各有一塞蓋狀之突起，使其極易辨認。

　　人因誤食含胚胎的蟲卵而感染。孵化後的幼蟲不進行內臟「旅行」，而是鑽入小腸壁絨毛內一段時間後，鑽出來到盲腸、大腸腔中發育為成蟲。成蟲的前端埋入腸黏膜內，後端則飄盪於腸腔中。成蟲主要寄生部位為結腸，亦可見於迴腸下段或闌尾，攝食腸道組織分泌物而不是血液。成蟲舒服寄生於大腸，壽命可達一年。從感染到幼蟲長大並受孕產卵約需兩、三個月，雌蟲每天產下兩千至一萬個卵。 蟲卵隨糞便排出，若能沉積到土壤中，兩、三週後發育成有胚胎的卵才具感染力。

　　輕度感染通常沒有明顯症狀，重度感染者可出現食慾不振、腹

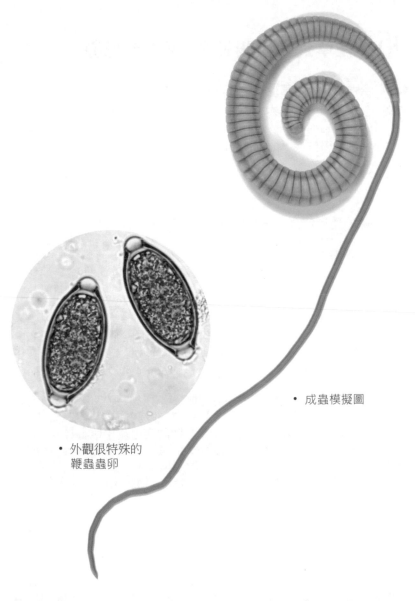

- 外觀很特殊的
  鞭蟲蟲卵

- 成蟲模擬圖

痛、腹瀉、嘔吐、血便及貧血等。兒童的嚴重感染有時會有脫肛的情形。最直接的診斷方法是從糞便中找到蟲卵。預防方法與蛔蟲防治相同，所以，首要工作在於改善個人衛生習慣，吃東西前務必把手洗乾淨，蔬菜也要洗淨或煮熟才吃。臨床上偶見有蛔蟲與鞭蟲「聯合感染」的情形。

053 在草食動物腸道裡 東方毛線蟲

分布 全世界,人類感染在中東和亞洲較為普遍。

摘要 東方毛線蟲的絲狀幼蟲被宿主吃入後,直接在胃下部及十二指腸附近中發育為成蟲並交配產卵。蟲卵隨糞便排出後,在土裡發育為具感染力的絲狀幼蟲。

線蟲的體形修長,呈圓桶狀,兩側對稱,體表覆有角質。線蟲並無真正的體腔,其內臟及器官皆懸浮於被稱為假體腔動物的體液中。除了具備神經系統、排泄系統和生殖系統外,尚包括口及肛門之完整的消化系統。每一蟲體只具有單性生殖器官,即雌雄異體,雄蟲的體形通常比雌蟲來得小。

東方毛線蟲在全世界的草食動物中都很常見,包括牛、羊、驢、山羊、鹿和兔子。至少有十種與人類的感染有關。屬於全球性分布,在衛生條件差的農村地區或農牧民族的流行率最高。人類感染在中東和亞洲較為普遍,如日本、韓國、中國及台灣的花蓮、台東地區。

成蟲纖細、淡白透明,前端為圓形。體形似鉤蟲但沒有口囊及腹齒,外角質層有橫紋。前端1/7~1/6處為細長食道。雄蟲長4.3~5.5公厘,尾端具有菊花瓣狀的交尾刺及傘狀的交尾囊;雌蟲長5.5~6.5公厘,具有一對子宮,陰門位於蟲體後1/5處。蟲卵殼薄、無色透明,一端稍尖,大小約44 x 93微米,隨糞便排出時內含12~20個細胞。成蟲寄生於草食性動物或人的胃下部及十二指腸附近。蟲卵隨糞便排出後,在土裡經24小時孵化為桿狀幼蟲,再過三天則發育為具感染力的絲狀幼蟲。東方毛線蟲是經食入或鑽進皮膚感染的(幼蟲的鑽入力不如鉤蟲般強,以被食入為主),絲狀幼蟲被宿主吃入後,直接在腸中發育為成蟲並交配產卵。

大多數人感染後是沒有症狀或輕度症狀。嚴重感染時可能會出現腹痛、噁心、腹瀉、脹氣、頭暈、全身疲勞和不適等。經常可觀察到嗜酸性球及免疫球蛋白E增多。

基本的預防之道是切斷終宿主間的反覆傳染源 — 勿再以新鮮牛羊糞便施肥。人類則是注意個人飲食衛生,不吃未煮熟的青菜可避免感染。

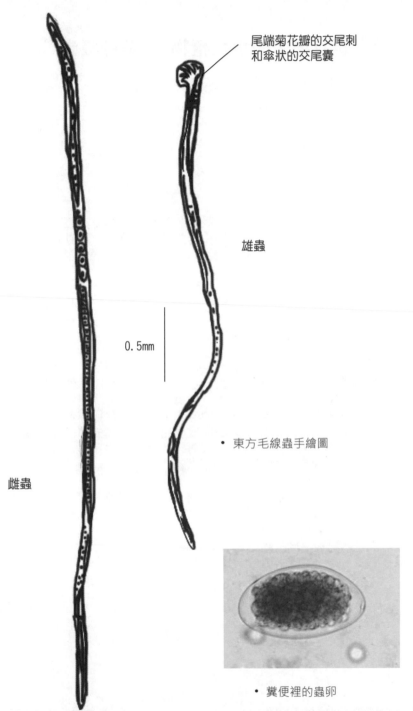

尾端菊花瓣的交尾刺
和傘狀的交尾囊

雄蟲

0.5mm

• 東方毛線蟲手繪圖

雌蟲

• 糞便裡的蟲卵

054 畜牧場旁的水生植物 牛羊肝吸蟲

分布 全世界，但以畜牧業發達的國家或地區為主。

摘要 人、牛、羊等終宿主吃下水生植物上的囊蚴而受到感染。成蟲寄生於肝內膽管，產下的蟲卵排出體外。經兩代幼蟲從宿主螺獅中釋出到外界環境，於水生植物上形成感染性囊蚴。

　　台灣學界習慣稱之的牛羊肝吸蟲，其英文別稱有人直譯為普通肝片吸蟲和綿羊吸蟲。其天然宿主是牛、羊等食草有蹄動物，人類偶爾會被感染，是畜牧業興盛國家的人畜共通傳染病。屬於世界性分布。

　　成蟲蟲體頗大，長 2～3 公分、寬 0.8～1.3 公分，有口、腹兩個吸盤。大隻成蟲所產的卵也大，約 140 x 76 微米，呈黃綠褐色（因為被人的膽汁著染），顯微鏡下可區別。

　　人、牛、羊等終宿主吃下水生植物上的囊蚴而受到感染。這種囊狀幼蟲於人類十二指腸中脫囊，穿過腸壁抵達腹腔，然後移行到肝臟。成蟲寄生於肝內膽管，產下的蟲卵隨膽汁進入腸道，然後排出體外。糞便中的蟲卵若能在水中孵出毛蚴，便會找尋合適的中間宿主螺獅鑽入，經過孢蚴、雷蚴而變成尾蚴。尾蚴成熟後從螺獅中釋出到外界環境，於水生植物上成囊，若囊蚴被牛、羊（人類是因誤食）等終宿主吃入，生活史便告完成。

　　人類感染牛羊肝吸蟲可能引起膽管阻塞、黃疸、腹痛及肝硬化等症狀，傷害要比中華肝吸蟲來得嚴重（因為蟲體較大）。抽取十二指腸液檢查是否有蟲卵要比糞便鏡檢來得可靠，單憑血中嗜酸性球數量的增加是無法確認是否受到感染。治療藥物以 praziquantel 最為有效。避免生吃水生植物是最實際的預防方法。

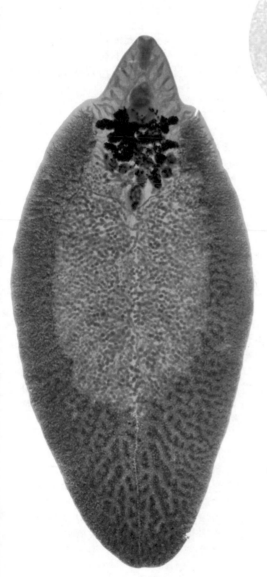

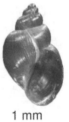

- 牛羊肝吸蟲的卵是
  所有肝吸蟲中最大

1 mm

- 歐洲兩棲淡水螺獅（中間宿主）

- 成蟲玻片圖

055 伴隨狼狐而來的 包囊條蟲

分布 全世界，常見於牛、羊畜牧興盛的國家。

摘要 成蟲主要寄生於犬科動物的小腸，蟲卵隨糞便排出體外。受蟲卵污染的生草被牛、羊、豬、豬和人類等吃下後，六鉤幼蟲於腸道孵出，穿過腸壁隨血流來到各器官，引起包囊蟲病。

包囊條蟲是一種小型的條蟲，整支蟲體不會超過6公厘，最大的特徵是頭節以下只有三個體節（正常完好時依序為未成熟的體節、成熟體節和受孕體節，不像其他條蟲有成千上百片體節）。包囊條蟲又名犬條蟲，這是因為成蟲主要寄生於狗、狼、狐狸等犬科動物的小腸，蟲卵自受孕體節內脫出，隨終宿主的糞便排出體外（正常情況受孕體節不會斷落，在糞便內不易發現）。

生活史從蟲卵在體外發育成感染型開始。野生或豢養、畜牧的牛、綿羊、豬等食草有蹄類動物充當中間宿主，愛採食野菜、野莓或喝牧草汁的人這回也降級成中間宿主。被蟲卵污染的生草吃下肚後，六鉤幼蟲於腸道孵出，穿過腸壁隨血流來到各器官。大部份的六鉤幼蟲於肝臟內發育成球狀的包囊體蟲（即是中譯名的由來），少數會進入肺或其他器官寄生，檢查組織切片可見到囊體內有數顆像成蟲頭節的圓形物（包囊砂）。當兇猛的終宿主吃了含有包囊蟲的中間宿主內臟後受到感染（人吃到其他中間宿主內臟如未熟牛雜內的包囊蟲，是否也能在腸道發育為成蟲而完成生活史──也就是人類也可或是終宿主，目前未見有研究報告提出），包囊體蟲的頭節（包囊砂）會於腸中發育為成蟲，受孕產卵。

寄生於人體的包囊體蟲多見於肝和肺，若包囊破裂，囊液會引起過敏反應，甚至導致休克而致命。包囊體蟲的數量多，會壓逼周遭組織，引起疼痛及干擾正常的器官功能（如肝膽功能異常）。人體長期吸收蟲囊之代謝物時，也會產生中毒症狀。臨床上，這些統稱為包囊蟲病。沒有什麼藥物好治療，想要從人體內清除包囊體蟲只能靠外科手術，不過，等到患者察覺到有異狀而去求醫時，幼蟲早已增殖一段時間了。從感染初期到末期若不即早治療，病人的死亡率可高達恐怖的九成。

包囊蟲病分布於全世界，尤其在歐亞大陸、日本、北美、北非

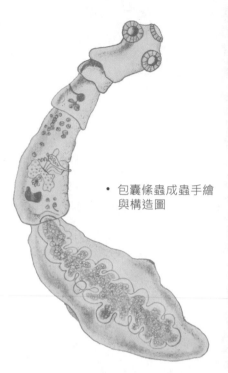

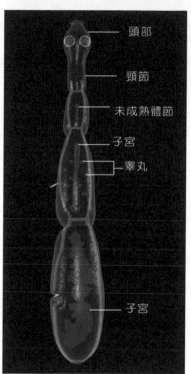

頭部

頸節

未成熟體節

子宮

睪丸

子宮

• 包囊絛蟲成蟲手繪
　與構造圖

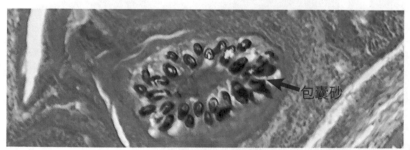

包囊砂

• 組織切片內的包囊體蟲

和東非、澳洲及南美的部分地區普遍存在。從事綿羊養殖的社區最常見到有人類感染，各地的流行率也與犬科動物的原始獵食習慣有關，如澳洲原生犬吃綿羊；北美和歐亞部分地區的雪橇犬可能生吃駝鹿或馴鹿的內臟；非洲方面則是貪婪兇殘的斑鬣狗（土狼）啃食牛羊屍體。在阿拉斯加、日本北海道則是與狐狸有關，據研究，北海道六成的野生狐狸體內有成蟲。

傳染媒介

瘧蚊 *Anopheles*
卵形瘧原蟲 *Plasmodium ovale*
間日瘧原蟲 *Plasmodium vivax*
三日瘧原蟲 *Plasmodium malariae*
惡性瘧原蟲 *Plasmodium falciparum*

班氏絲蟲 *Wuchereria bancrofti*
馬來絲蟲 *Brugia malayi*
虻 Chrysops
蚋 Simulium
眼絲蟲 eyeworm

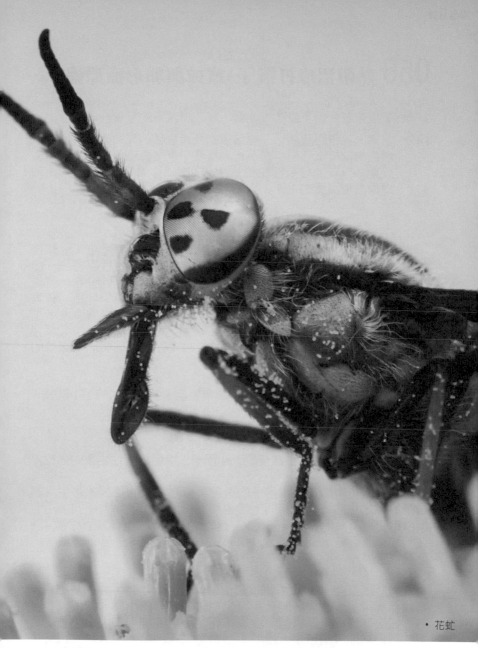

· 花虻

甘比亞錐蟲
Trypanosoma gambiense
羅得西亞錐蟲
Trypanosoma rhodesiense
蝽蟲 reduviid bug

克魯氏錐蟲 *Trypanosoma cruzi*
白蛉 sandfly
利什曼原蟲 *Leishmania*
蜱 tick
恙蟎 chigger mite

056 熱帶沼瘴打擺子 瘧蚊與卵形瘧原蟲

分布 普遍存在熱帶及亞熱帶地區，以非洲國家的疫情較嚴重。

摘要 當瘧原蟲侵犯紅血球，並增殖到相當數目的瘧原蟲後，即可破壞紅血球放出裂殖小體及代謝產物，宿主立刻發生寒顫，體溫逐漸上升，此種裂體生殖過程週期性（忽冷忽熱打擺子），依瘧原蟲種類而定。

中文俗稱的「打擺子」、「冷熱病」是一種具有歷史、全球性的重大傳染病，正式的醫學名稱叫**瘧疾**，病原為寄生性原蟲 —— **瘧原蟲**，為人類最重要的寄生致病性孢子蟲。屬於世界性分布，藉由雌的瘧蚊叮咬吸血而傳播。瘧疾普遍存在熱帶及亞熱帶地區（位於赤道周圍的廣大帶狀區域，北緯60度到南緯30度之間為主），主要的流行區包括非洲中部、南亞、東南亞及南美北部，其中又以非洲的疫情最嚴重。根據研究，全球瘧疾的流行區似乎與病媒瘧蚊的生態有關，不論這些地區是富裕或貧窮。

四種不同但都會造成人類瘧疾的瘧原蟲，先簡單列於151頁表。孢子的生活史很複雜，可分為三個階段：
一、孢子生殖：由囊體產生孢子的過程。
二、裂體生殖：由營養體產生裂殖小體的過程。
三、配子生殖：由裂殖小體變成大小配子，準備行有性生殖的過程。

在生活史中的孢囊和孢子的數目可做為分類的依據。寄生人體的瘧原蟲之生活史大致相同，但週期性、形態和致病力不同。所有瘧原蟲的孢子大小約14～15 x 1～2微米，裂殖小體直徑約1.2微米。在判別或診斷時，最主要是以瘧原蟲寄生在紅血球內（紅內期）的形態為依據。

卵形瘧原蟲一次紅內期的裂體生殖需要48小時，外形易和間日瘧原蟲混淆，習性亦與間日瘧原蟲相同。具**薛氏小點**，裂殖體發育時，紅血球邊緣呈鋸齒狀。裂殖小體呈不規則排列。大小配子母細胞的核形同間日瘧原蟲。瘧原蟲必須寄生在細胞內，且有世代交替現象，在中間及終宿主間完成，稱為異種生殖。有性生殖在瘧蚊（終宿主）體內完成，無性生殖則是在人（中間宿主）體內進行，感染型為孢子體。瘧原蟲在未進入紅血球前，稱為紅外期或紅前期，即組織型。形狀為卵圓形或長橢圓形，直徑40微米以上。

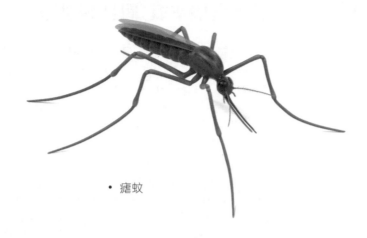

• 瘧蚊

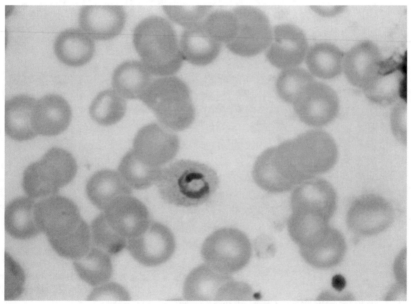

• 卵形瘧原蟲在紅血球內的營養體也呈戒指型

057 馬拉利亞是指壞空氣 間日瘧原蟲

分布 普遍存在熱帶、亞熱帶及溫帶地區，日本很常見。

摘要 間日瘧原蟲在紅血球內的裂體生殖一次需要 48 小時，之後破壞紅血球釋出裂殖小體，引起隔日瘧。喜歡侵入年輕的網狀紅血球，使紅血球有膨大現象。營養體在紅血球內之形態呈戒指型，有很大的辨識度，具診斷價值。

　　瘧疾在台灣人的集體記憶中有著明顯的世代區隔，年輕一代應對此疾病感到陌生。事實上，瘧疾曾經是台灣人熟悉到近乎稀鬆平常之生活經驗，日語讀音的「馬拉利亞」（malaria 字源 mal- 是壞的意思；-aria 表示空氣）甚至成為台語的一部分，日本的瘧疾學與帝國南進息息相關。瘧疾依感染人類的瘧原蟲特性而分為間日瘧原蟲、三日瘧原蟲、熱帶瘧原蟲及卵形瘧原蟲，日本本土僅有症狀較輕微的**間日瘧**。1958 年後，台灣衛生單位提出一個五年監視計畫，進行積極搜索與「肅清」，最終 1965 年根絕瘧疾於台灣。

　　間日瘧原蟲在紅血球內的裂體生殖一次需要 48 小時，之後破壞紅血球釋出裂殖小體，引起隔日瘧。喜歡侵入年輕的網狀紅血球，使紅血球有膨大現象。營養體在紅血球內之形態具有很大的辨別診斷價值，呈戒指型，細胞質為環狀部份，環上的一紫紅點為細胞核。環形占直徑 1/3 以上，周圍紅紫色小顆粒為薛氏小點。營養體後期呈阿米巴型。成熟的裂殖體有 12 ~ 24 個裂殖小體。大配子母細胞具不規則形的核，小配子母細胞則具實質核。

　　瘧原蟲的生活史大致分為在人體內（紅外期、紅內期，行裂體生殖）與蚊體內（胃壁內、胃壁外，行配子生殖和孢子生殖），簡述如下。

一、紅外期：當瘧蚊叮咬人的時候，孢子由蚊子的唾液腺進入人體血液中，經一小時到達肝臟，進入實質細胞後，孢子便進行裂體生殖，釋出數以萬計的裂殖小體。
二、紅內期：裂殖小體進入紅血球，繼續行裂體生殖釋出裂殖小體，再感染其他紅血球，如此反覆便是導致週期性瘧疾症狀的主因。
三、裂體生殖：部份裂殖小體在紅血球內進行減數分裂而行配子生殖，產生配子母細胞釋出於血流中。

瘧原蟲種名	瘧疾正式名稱	主要分布
卵形瘧原蟲	瘧疾 malaria	熱帶
間日瘧原蟲	隔日瘧 tertian malaria	熱帶至溫帶
三日瘧原蟲	三日瘧 quartan malaria	熱帶、亞熱帶
惡性瘧原蟲	惡性瘧 / 熱帶瘧 malignant malaria	熱帶、亞熱帶

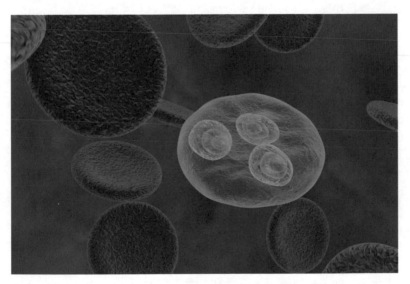

• 間日瘧原蟲營養體在紅血球內形成具有診斷關鍵的「戒指型」

　　當瘧蚊叮咬人時，配子母細胞隨血液進入蚊胃壁外，繼續發育分化成雌配子。而小配子母細胞經外鞭毛形成的過程，產生 6～8 根鞭毛狀突出物，之後脫落形成雄配子，在蚊胃內游動。

058 三日瘧 三日瘧原蟲

分布 普遍在熱帶及亞熱帶地區。

摘要 三日瘧原蟲一次紅內期的裂體生殖需要72小時，引起三日瘧。喜歡侵入成熟或老化的紅血球，且有使血球縮小的現象。瘧疾的傳染方式除了瘧蚊叮咬人外，血液傳播、針頭傳播及胎盤傳播（垂直感染）。

　　三日瘧原蟲一次紅內期的裂體生殖需要72小時，引起三日瘧。喜歡侵入成熟或老化的紅血球，使血球縮小。戒指型營養體約占整個紅血球的1/6～1/3，阿米巴型營養體呈帶狀，橫於紅血球細胞中。成熟的裂殖體中約有6～12個裂殖小體，呈花圈狀排列，圍繞的顆粒稱為**齊氏小點**。其大小配子母細胞的核形，同間日瘧原蟲。

　　瘧疾的傳染方式除了雌的潘氏瘧蚊叮咬人外，血液傳播（*若供血者正要發病或病癒成為帶原者，輸入受感染的血夜給受血者，其瘧原蟲可不經紅外期直接進入紅血球*）、針頭傳播（*針頭受到帶原者血液污染且輪流使用*）及胎盤傳播（*屬於先天性感染*）也都有案例。

　　瘧疾的實驗室診斷其實不太容易，方法是抽取患者的全血製成血液抹片，以鏡檢做為主要的診斷方法。我記得二十幾年前任職中部某大型綜合醫院檢驗科技術主任時，醫院有接「工廠引進外勞的入境體檢」業務，政府指定的體檢項目中就有瘧疾檢查。由於鏡檢的難度高，大都指派資深、有經驗的組長來執行（*好在已知檢體來源，有鎖定的針對性*）；對於新進及資淺的醫檢師，則是要求他們學習高倍光學顯微鏡的使用與抹片染色的技巧（*以提升檢驗技術*），並指導他們不同種類瘧原蟲在紅血球內的形態差異，以增強診斷能力。數年間，確實有發現幾件瘧疾感染（或帶原）陽性的個案，確認診斷後，外勞會被遣返，不得在台灣工作。

　　瘧疾的治療可用奎寧類藥物（*過去提煉自金雞納樹皮的特效藥即有類似成份*），現在建議的治療方法是併用青蒿素及另一種抗瘧藥物（甲氟喹、苯芴醇或廣效性磺胺／比利美胺）；如果青蒿素無法取得，則可使用奎寧加上去氧羥四環素。為避免瘧原蟲抗藥性增加，瘧疾盛行地區的病患應盡量在確診後才開始投藥。瘧原蟲已逐漸對幾種藥物產生抗藥性，具有氯化奎寧（氯喹）抗性的惡性瘧已

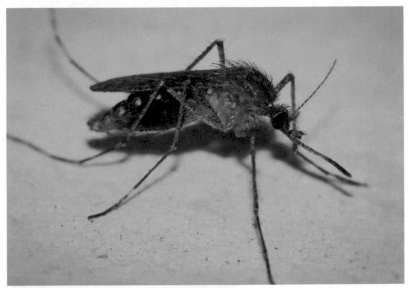

• 潘氏瘧蚊

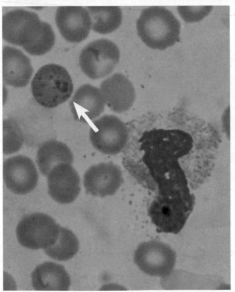

• 三日瘧原蟲的戒指型（箭頭）
  和阿米巴型營養體

經散布到多數的瘧疾盛行區，青蒿素抗藥性的問題在部分東南亞地區也日益嚴重。避免瘧蚊叮咬能降低感染瘧疾的風險，實務上包括使用蚊帳、防蚊液或控制蚊蟲生長（如噴灑殺蟲劑和清除積水）。前往瘧疾盛行地區的旅客可以使用數種藥物來預防瘧疾。

059 熱帶（惡性）瘧 惡性瘧原蟲

分布 普遍在熱帶及亞熱帶地區。

摘要 惡性瘧原蟲在紅內期的裂體生殖一次需要 36～48 小時，引起惡性瘧或稱熱帶瘧。在周邊血液中，通常只能發現戒指型和配子母細胞。惡性瘧原蟲在感染紅血球後常跑到深層部位，使得阿米巴型營養體和裂殖體不易觀測到。

惡性瘧原蟲在紅內期的裂體生殖一次需要 36～48 小時，引起**惡性瘧**或稱熱帶瘧。在周邊血液中，通常只能發現戒指型和配子母細胞。惡性瘧原蟲在感染紅血球後常跑到深層部位，使得阿米巴型營養體和裂殖體不易觀測到。戒指型營養體較小，只有細胞直徑 1/6 左右。因一個紅血球可被兩個以上的瘧原蟲感染，因此戒指型常有兩個**染色質點**。在阿米巴型營養體後期出現相當於薛氏小點的**茂氏裂縫**（小點）。一個裂殖體可釋出 8～36 個裂殖小體，配子母細胞呈新月形或香蕉狀。

典型瘧疾的病徵、病程簡述如下：

一、發作後，首先出現惡寒、高熱及盜汗（*中國人稱此現象為打擺子*）。當瘧原蟲侵犯紅血球並增殖相當數目的瘧原蟲後，即可破壞紅血球放出裂殖小體及代謝產物，宿主會立刻發生寒顫，體溫逐漸上升（可達 41～43℃）。遍體大汗後體溫慢慢下降，此時，裂殖小體再進入紅血球便無明顯症狀產生。此種裂體生殖過程週期性，依瘧原蟲種類而定。

二、引起貧血（*紅血球被破壞的太快、太多*）、脾腫大。當紅血球被破壞時，裂殖小體的代謝產物如同抗原般，會刺激免疫系統製造抗体，這些抗原往往黏附在紅血球表面，當產生抗原抗体反應及吞噬作用時，導致紅血球因溶血作用而大量損失，引起貧血及自體免疫疾病。血流中的紅血球碎片、毒素、瘧疾色素、裂殖小體，會隨血液循環到脾臟時被其中的巨噬細胞吞食，使脾臟表面有色素沉積現象，且脾臟轉為黑褐色，接著刺激巨噬細胞增生，使脾臟變大。

三、局部組織壞死。被感染的紅血球細胞質彈性改變，造成細胞質形成小突起，增加紅血球通過血管的阻力，也使血液黏性相對增加，造成紅血球堆積在微血管壁形成血栓，使血流阻塞。

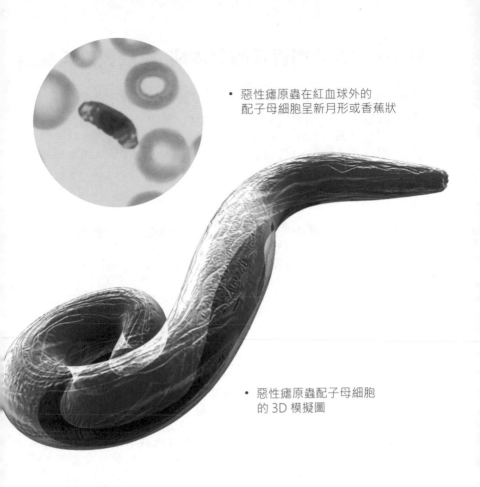

• 惡性瘧原蟲在紅血球外的
  配子母細胞呈新月形或香蕉狀

• 惡性瘧原蟲配子母細胞
  的 3D 模擬圖

四、合併症。**黑水熱**多見於惡性瘧之嚴重患者，為一種過敏性疾病。

五、時常復發，此為瘧疾最大的特徵。在肝細胞蟄伏不感染紅血球
的「晚型」裂殖小體，稱為休眠小體。惡性瘧若三年內不復發，則
不再復發；間日瘧和三日瘧的復發間距可達二、三十年之久。
　　依造成的原因不同，可分為
　　· 　真復發：指紅外期的休眠小體潛伏至人病癒後，才侵入紅球
　　　　引起的復發性瘧疾，間日瘧及卵形瘧屬此類。
　　· 　假復發：指紅外期的裂殖小體因宿主免疫力差、藥物治療不
　　　　完全，潛藏至宿主病癒後才從紅球破裂而出的復發性瘧疾，
　　　　三日瘧及惡性瘧屬此類。

060 曾在金門流行的象皮病 家蚊與班氏絲蟲

分布 熱帶及亞熱帶地區,金門曾有不少班氏絲蟲病案例。

摘要 成蟲寄生於人體的淋巴管及淋巴結,雌蟲直接產下的微絲蟲隨淋巴液進入血流,蚊子叮人後,吸入的微絲蟲會在蚊體內發育成感染性幼蟲,此時病媒蚊若再叮咬人,則會使人染淋巴絲蟲病。

　　班氏絲蟲是一種寄生於人體組織血液的線蟲,屬於**蟠尾絲蟲科**。中譯「血絲蟲」的由來是因為其幼蟲 —— 微絲蟲存在於血液中。成蟲呈線狀,乳白色,兩端膨大,雄蟲尾端稍微彎曲。雄蟲長約 4 公分、直徑 0.1 公厘;雌蟲長 8～10 公分、直徑 0.3 公厘;幼蟲(微絲蟲),長約 210～320 微米,體外具有鞘。只有一種中間宿主,在台灣最重要的宿主是**淡色家蚊**和**熱帶家蚊**。引起的血絲蟲病流行於熱帶及亞熱帶地區,金門曾有不少病例,現今在台澎金馬已絕跡。

　　感染型幼蟲經由病媒蚊叮咬人類吸血時進入人體,幼蟲移行至淋巴結、淋巴管發育為成蟲,雌蟲胎生產下微絲蟲,微絲蟲隨淋巴液進入血流(微絲蟲白天會躲在肺部,晚上才經肺動脈跑到末梢血液)。蚊子叮人吸血後,會吸到微絲蟲,在蚊體內發育成感染型第三期幼蟲。當蚊子叮咬人時,唾液腺中的幼蟲逸出,從宿主的皮膚傷口侵入人體(據文獻,百年前曾有位在台的日本學者以自己做為實驗體讓蚊子叮咬,再用放大鏡觀察血絲蟲是如何鑽入皮膚),經淋巴管抵達淋巴結,一年後發育成熟並再產出微絲蟲。

　　血絲蟲病急性期的症狀是因幼蟲在淋巴組織中發育所引起的過敏反應,包括淋巴管炎、淋巴腺及淋巴水腫,主要發生於腋下、鼠蹊部等淋巴結,常伴有發燒及頭痛等。男性患者可能會併發副睪炎或睪丸炎。急性期的症狀會逐漸消退和再次復發,然後進入慢性期。這時最典型的是出現乳糜尿、陰囊積水以及特別的象皮病。

　　台灣的班氏絲蟲為夜間定期出現型,人體末梢血液中的血絲蟲於晚上十點到深夜兩點的數量為白天的一百倍,再加上此時也常被蚊子叮咬,易於傳播。因此,要抽血檢查血絲蟲需注意採血時間。金門曾是班氏絲蟲的流行區,當年以乙胺嗪混合食鹽供給民眾食用,兼具預防與治療,成功根除血絲蟲病的流行。象皮病嚴重時需要以外科手術治療。滅蚊及預防被叮咬是最基本、有效的防治方法。

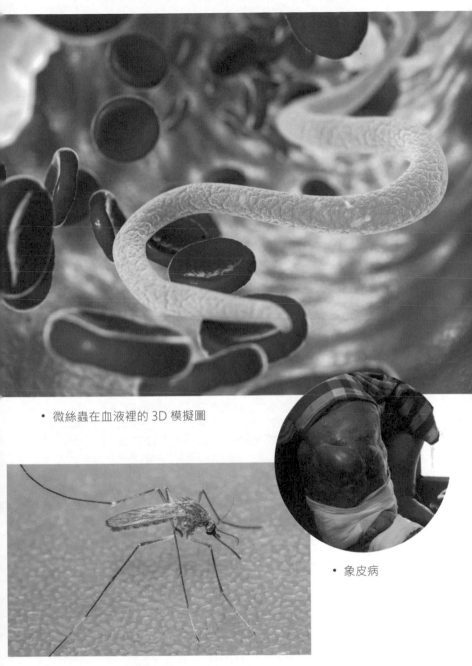

• 微絲蟲在血液裡的 3D 模擬圖

• 象皮病

• 熱帶家蚊

157

061 老榮民帶來的馬來絲蟲

分布 分布於亞洲，但以東北亞及東南亞國家為主。

摘要 馬來絲蟲也屬於潘氏絲蟲科但另外獨立成馬來絲蟲屬的血絲蟲。台澎金馬未有傳播紀錄，但曾在來自中國大陸北方的軍人體內發現到此蟲，好在台灣沒有曼蚊。

　　馬來絲蟲也是一種屬於潘尾絲蟲科、寄生於人體組織血液的線蟲。1927 年一位荷蘭的生物學家在印尼工作時發現一種無論成蟲、幼蟲及生理習性均與前文所說的班氏絲蟲相似的絲蟲，也陸續在印尼其他大島發現許多疑似的絲蟲，讓他們懷疑這可能是另一種絲蟲。儘管後續其他人在印度、中國、北越和馬來西亞的流行病學研究已確定此為不一樣的絲蟲，但這群荷蘭學者的懷疑與假設，直到十年後才被真正接受，自此確定為潘尾絲蟲科下的馬來絲蟲屬。目前所知，馬來絲蟲分布於亞洲，但以遠東及東南亞國家為主，台澎金馬未有傳播紀錄，但曾在來自中國大陸北方的軍人體內發現到此蟲，好在台灣沒有曼蚊傳播。

　　馬來絲蟲的雌雄成蟲與班氏絲蟲類似，只是體長稍小。微絲蟲的大小與外形也是差不多，血液抹片的顯微鏡檢查下不易區別。前頭體外有鞘（鞘其實是未完全消失的卵殼），尾部有兩個分離的核。馬來絲蟲是靠中間宿主**曼蚊**來傳播。保蟲宿主包括貓、狗及猴子等。

　　感染馬來絲蟲後的症狀與班氏絲蟲相似，為淋巴結腫大，但象皮病發生的位置很少延伸至大腿，多在膝蓋以下（為何有此現象，原因不明），在鼠蹊部或生殖器官的病變較少見。大部份受馬來絲蟲感染的人最後都變為無症狀的帶原者。

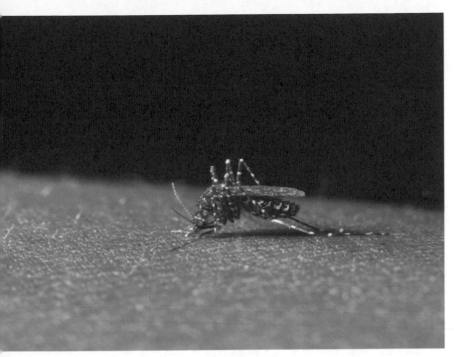

• 分布於東南亞的曼蚊

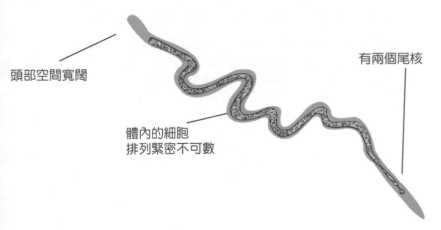

頭部空間寬闊

有兩個尾核

體內的細胞
排列緊密不可數

• 馬來絲蟲的微絲蟲手繪圖

062 造成眼疾甚至失明 虻蚋與眼絲蟲

分布 非洲和印度的熱帶地區； 撒哈拉以南的非洲地區

摘要 成蟲寄生於淋巴系統或皮下組織，微絲蟲透過血液來到眼睛時造成眼疾甚至失明，另外也可在皮下遊走引起特殊的皮膚病。

　　眼絲蟲是指寄生於人類眼睛且都屬於蟠尾絲蟲科的絲蟲，一是**羅阿絲蟲**；另一為**蟠尾絲蟲**。這兩種絲蟲無論在成蟲、微絲蟲以及對人類的致病性上，均與前文的班氏絲蟲和馬來絲蟲相似。在疾病上，成蟲引起的淋巴系統或皮下組織的病變不是我們關心的，重點在於微絲蟲造成眼疾的特殊性，故有**眼絲蟲**之稱。

　　羅阿絲蟲的中間宿主是一種以吸食花蜜為主的大蒼蠅，名為花虻（音ㄇㄥˊ）或斑虻，當人在野外被病媒斑虻叮咬後而感染，成蟲在皮下組織寄生與繁殖，雌蟲所生下的微絲蟲具感染性會遊移在血液，此時斑虻若藉叮咬吸血即可在人與人之間傳播。當蟲體來到眼睛時會造成眼睛充血、疼痛、視覺損害、眼瞼發炎與腫脹等症狀，此發炎與腫脹有個特殊病名為「卡拉巴腫脹」。羅阿絲蟲分布於非洲和印度的熱帶地區，這似乎與斑虻種類的生態分布有關。

　　蟠尾絲蟲的成蟲寄生於皮下組織，居留較固定，不會出現於血中。中間宿主是一種名為蚋（音ㄖㄨㄟˋ）的黑蠅，當人在野外被蚋叮咬後而感染，微絲蟲透過末稍血流來到眼睛時可能會造成失明，此稱為「河川盲」；若微絲蟲在皮膚遊走，引起特殊的皮膚病症稱之老年性皮膚症。蟠尾絲蟲只分布於撒哈拉以南的非洲地區，人類是唯一已知的終宿主。從 1874 年首次發現蟠尾絲蟲，到將其與視力障礙聯繫起來共歷經 43 年。河川盲是除了沙眼之外全球第二大致盲原因，也是 WHO 世界衛生組織列出的二十個被忽視的熱帶疾病之一，預計到 2020 年在某些國家會絕跡，這可能與徹底有效撲滅蚋有關。

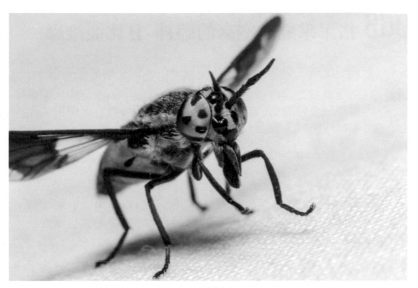

· 斑虻

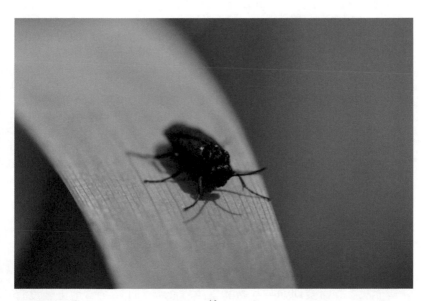

· 蚋

063 搭采采蠅航空來的睡神 甘比亞錐蟲

分布 非洲中西部。與病媒采采蠅（tsetefly）的生態分布有關。

摘要 甘比亞錐蟲在昆蟲宿主采采蠅體內發育後，再次叮咬人時會將蟲體隨唾液帶進血流，進入淋巴系統、腦脊髓液而侵犯中樞神經系統。造成下疳及昏睡等慢性錐蟲病。

　　寄生於動物血液及組織內的鞭毛蟲屬於錐蟲科。生活史較複雜，需有脊椎動物和無脊椎動物兩種宿主才能發育完成，形態也多變化。其中**錐蟲屬**及**利什曼原蟲屬**與人類的關係最為密切。

　　鞭毛蟲的外形種類有無鞭毛體、前鞭毛體、上鞭毛體、錐鞭毛體和中期錐鞭毛體，不過，並不會同時具有以上的各種形態，依不同的鞭毛蟲而有不同的鞭毛體。有關這些鞭毛體的定義與介紹，有興趣的讀者可參見附表三（202頁）及配合167頁圖。

　　錐蟲屬鞭毛蟲的生活史需歷經脊椎和無脊椎動物兩種宿主，在無脊椎動物體內又需經過前鞭毛體和上鞭毛體。依在昆蟲宿主中發育成感染型的部位不同可分成兩類，整理於右頁表供各界參考。

　　甘比亞錐蟲和**羅得西亞錐蟲**皆是非洲錐蟲病的病原，前者引起甘比亞錐蟲病或稱中西非昏睡病；後者引起羅得西亞錐蟲病或稱東非昏睡病。這兩種非洲的錐蟲外形相似，在血液抹片染色鏡檢下幾乎無法分辨，生活史也相同，僅有上鞭毛體及錐鞭毛體。甘比亞錐蟲在錐鞭毛體期大小約 1.5～3.5 x 14～33 微米，為多形性，依型態不同可分為細長型、中間型和粗短型。當病媒采采蠅（昆蟲宿主）吸到患者血液裡的錐蟲，剛被吸入位於食道前端時稱為前胃型；之後來到胃稱之胃型，此時較錐鞭毛體大而細長，動基體與細胞核更靠近。再回到蠅唾液腺，先發育成上鞭毛體，之後形成感染型的中期鞭毛體。這段時間約需兩週。當采采蠅唾液裡有中期鞭毛體，再次叮咬人時，會隨唾液進入血流、淋巴系統；慢性期甚至能進入腦脊髓液而侵犯中樞神經系統。會引起持續數年的慢性病，潛伏期時常無症狀；在血液期則有些微的寄生蟲血症，此時，當地土著沒有什麼症狀，外國遊客則會在傷口出現錐蟲性下疳。

　　感染一年內稱為血液淋巴期，產生不規則高熱、頭痛、關節痛、

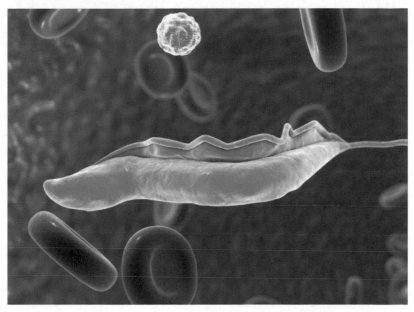

• 甘比亞錐蟲中間型錐鞭毛體在血中的 3D 模擬圖

錐蟲在昆蟲宿主發育成感染型的分類

類 別	感染型存在位置	感染宿主方式	錐 蟲	分布
唾液型	唾液腺	前段感染。由昆蟲唾液腺直接注入宿主體內。	甘比亞錐蟲羅得西亞錐蟲	洲
糞便型	排泄物	後段感染。昆蟲叮咬後，蟲體隨糞便排出於傷口附近，經人手搓抓進入傷口內感染宿主。	克魯氏錐蟲藍氏錐蟲	中南美洲

淋巴結腫大，有個特別名稱溫氏徵象。腦脊髓期通常在第二年開始，患者出現心智遲鈍、漠然、無感、肌肉痙攣、腦膜炎、水腫、嗜睡、陷入昏迷狀態（非洲昏睡病）而死亡。

064 東非昏睡病 羅得西亞錐蟲

分布 非洲東部。與病媒采采蠅的生態分布有關。

摘要 羅得西亞錐蟲在昆蟲宿主體內發育後，再次叮咬人時將蟲體隨唾液進入血流，引起急性病症如心臟衰竭、肺炎、頻繁高燒，常在昏睡症狀出現前，病人早已死亡。

　　羅得西亞錐蟲和甘比亞錐蟲皆是非洲錐蟲病的病原，羅得西亞錐蟲引起羅得西亞錐蟲病或稱**東非昏睡病**。這兩種非洲的錐蟲不僅外形相似，連生活史也相同。羅得西亞錐蟲僅有上鞭毛體及錐鞭毛體，采采蠅吸食患者血液後，錐蟲在其腸內發育，約十天後有大量的粗短型鞭毛體生成，進入食道至唾液腺內為中期錐鞭毛體，具感染力。

　　傳染途徑除了昆蟲病媒的叮咬外還有機械性傳播（如輸血）和非生物型生物機械式傳播，後者是指羅得西亞錐蟲有羚羊、牛等非洲草食動物擔任保蟲宿主（甘比亞錐蟲則無），當會叮咬保蟲宿主的昆蟲（非病媒）吸到保蟲宿主血中的蟲體後又叮人的過程。錐蟲在此非病媒昆蟲及保蟲宿主體內不會有任何發育，所以不算真正的「生物型傳播」，過程有點像「生物機械式攜帶」。另外，還有透過母體傳給胎兒的胎盤傳染。

　　比較這兩種非洲昏睡病，羅得西亞錐蟲的東非昏睡病較有急性症狀，如心臟衰竭、肺炎、頻繁高燒，但淋巴結腫大的情形並不明顯。嚴重感染時常在昏睡症狀出現前，病人早已死亡。非洲采采蠅分布的範圍約在北緯 15 度至南緯 20 度間，被寄生蟲學家稱為「采采帶區」。昔日強大的伊斯蘭帝國之所以無法征服撒哈拉沙漠以南的地區，與強大軍隊被采采帶區蔓延的昏睡病所阻擋有關。

　　診斷早期錐蟲病可抽取血液及淋巴液做抹片鏡檢；慢性期要改為脊髓穿刺檢查。蟲體少時則可用動物接種法和體外培養法。隔離患者並集體治療、避免被采采蠅叮咬及撲滅病媒蠅是最佳的預防方法。

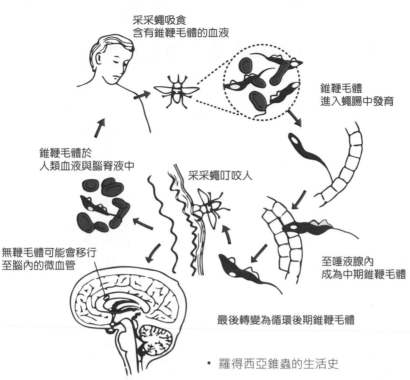

采采蠅吸食
含有錐鞭毛體的血液

錐鞭毛體
進入蠅腸中發育

錐鞭毛體於
人類血液與腦脊液中

采采蠅叮咬人

無鞭毛體可能會移行
至腦內的微血管

至唾液腺內
成為中期錐鞭毛體

最後轉變為循環後期錐鞭毛體

• 羅得西亞錐蟲的生活史

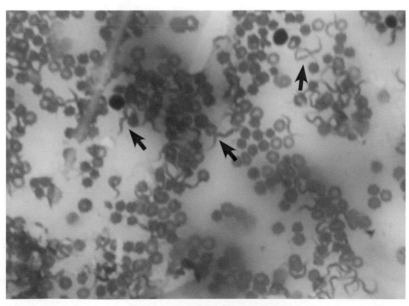

• 血液抹片染色鏡檢下的羅得西亞錐蟲

065 南美錐蟲病 蝽蟲與克魯氏錐蟲

分布 美國南部及中南美洲。

摘要 克魯氏錐蟲在脊椎動物血中的錐鞭毛體，若被蝽蟲叮咬，病媒吸入的錐鞭毛體則在腸道形成無鞭毛體，再變成粗短型的中期錐鞭毛體感染型，隨排泄物至叮咬傷口附近伺機感染。

　　克魯氏錐蟲分布美國南部及中南美洲，引起南美錐蟲病或稱為查加斯氏症。在血液中的鞭毛體和錐鞭毛體長 16~20 微米，呈 C 或長 S 型，並有一個大的動基體。在網狀內皮及其他組織中的無鞭毛體小很多，直徑 1.5~4 微米。經由蝽蟲在人與動物間傳播。

　　克魯氏錐蟲在脊椎動物（如人類）的血液中以錐鞭毛體型態存在，隨即進入肝、脾、淋巴、心肌和橫紋肌網狀內皮細胞中進行分裂繁殖，釋出前鞭毛體、上鞭毛體和錐鞭毛體，存於肌細胞縫隙間。錐鞭毛體不能分裂繁殖，但能擇細胞進入，因此在人體仍能反覆循環繁衍。

　　若病媒蝽蟲叮咬含有錐蟲的動物或人時，被吸入的錐鞭毛體會在腸道形成無鞭毛體，以二分法縱裂增殖，變成較長型的上鞭毛體，再變成粗短型的中期感染型錐鞭毛體，此時錐蟲已到蝽蟲腸道後段，會隨糞便排到體外。當感染性蟲糞汙染人體皮膚黏膜破損處或是被蝽蟲咬傷的傷口時，錐蟲會伺機進入人體，此時就確定受到感染；另外也有垂直（透過母體胎盤傳給胎兒）或經由輸血而感染。保蟲宿主為小袋鼠、狗及森林中的嚙齒類動物。

　　查加斯氏症的潛伏期約一、兩週，分為以下兩期。

一、急性期：多見於兒童。眼瞼腫大，出現淋巴結水腫、高熱、發寒、肌肉疼痛、肝脾腫大、貧血、腦膜炎等症狀，若不治療，嚴重者致死率高。也可能症狀好轉後進入慢性期。

二、漸進期：漸進性的心臟衰竭、淋巴腫大、發炎，亦會破壞副交感神經節，造成巨食道症或巨結腸症。即使外科手術也無法完全根除組織內的錐蟲體，預防的首務也是唯一方法 —— 徹底消滅病媒蝽蟲。

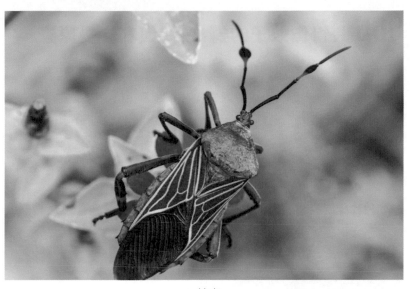

• 蝽蟲

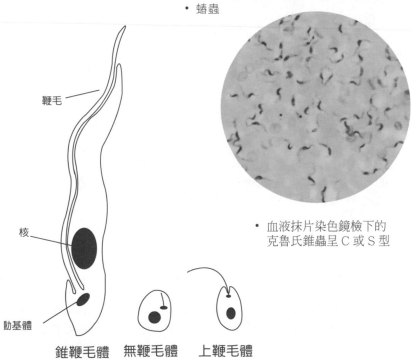

鞭毛

核

動基體

錐鞭毛體　無鞭毛體　上鞭毛體

• 三種克魯氏錐蟲的鞭毛體

• 血液抹片染色鏡檢下的
克魯氏錐蟲呈 C 或 S 型

066 長得像蚊子的蠅 白蛉與利什曼原蟲

分布 遍及全球。

摘要 四群利什曼原蟲，經病媒白蛉在人類及保蟲動物宿主間傳播，在世界各地引起不同但相似的疾病如黑熱病、東方癤、美洲利什曼原蟲病、採膠者潰瘍。

　　利什曼原蟲屬僅有前鞭毛體和無鞭毛體兩種，這些鞭毛體都很微小，呈紡錘形或圓形。生活史中需要脊椎動物和無脊椎動物兩種宿主才能發育完成。所有種類的利什曼原蟲在外形上難以區分，在脊椎動物體內是以無鞭毛體型態（直徑 2.5～5 微米）存在於網狀內皮系統的巨噬細胞內，以二分裂法增殖。

　　傳播病媒為白蛉（音ㄅㄞㄥˊ），俗稱沙蠅，分類上為蛾蚋科中的白蛉亞科，是一種小的雙翅目昆蟲，多毛的身體和翅膀（蠅類的特徵）給牠們一個毛茸茸的外觀，看似蚊類。有多物種的成蟲都會以吸動物血為食、產卵，當然在醫用昆蟲學上赫赫有名的即是會傳播利什曼原蟲病的白蛉。

　　有四類利什曼原蟲種與人類的疾病有關，分述如下。

• 杜氏利什曼原蟲

分布於非洲東西部、地中海沿岸、中東、印度、中國、中南美洲等地區，引起內臟性利什曼原蟲病及黑熱病。每一種利什曼原蟲的形態均相似，在人體細胞內為卵圓形無鞭毛體；在白蛉體內則為有一根前鞭毛、呈紡錘形的前鞭毛體。當白蛉叮咬人或保蟲宿主（狗、狼、狐和野生囓齒類）後，吸入的無邊毛體轉為前鞭毛體（感染型）存在白蛉的唾液腺內，藉著再次叮咬脊椎動物而感染宿主，鑽入細胞以無鞭毛體型態行二分裂增殖。在細胞外（末稍血流）的無鞭毛體再次被白蛉吸入後，開啟另一個生活週期。疾病的潛伏期從兩週到一年半不等，有發燒、衰弱、腹瀉、體重減輕、肝脾腫大、腹水、貧血、白血球減少、皮膚變異（又稱黑熱病後利什曼皮膚疹）等，皮膚病變常發生在腿、腳部。感染後若不治療，兩年內會死亡，致死率可達 75 %。

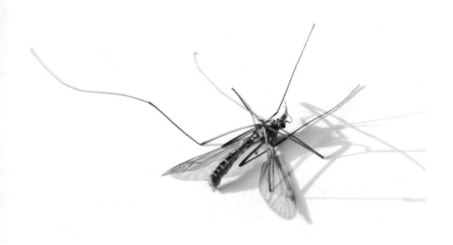

• 白蛉

利什曼原蟲

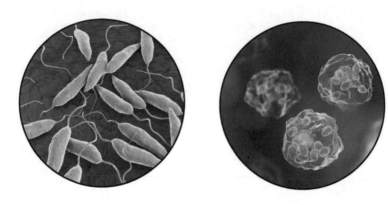

• 利什曼原蟲前鞭毛體（左）及在巨噬細胞裡無鞭毛體的 3D 模擬圖

• 熱帶利什曼原蟲

分布於非洲中西部、地中海沿岸、中東、小亞細亞到印度，引起皮膚性利什曼原蟲病或稱東方癤。是所有寄生蟲病中唯一可用免疫接種方式預防的。無論在外形或生活史，此類利什曼原蟲與杜氏利什曼原蟲幾乎相同，只是寄生於人體部位有所不同。熱帶利什曼原蟲寄生在皮膚的網狀內皮組織和淋巴細胞內，也可發現游離在潰瘍處的滲出液中，不會侵入內臟。保蟲宿主為貓、犬、沙鼠等囓齒類。潛伏期從數週到數月，蟲體在巨噬細胞內繁殖，細胞破裂時蟲體侵入組織細胞形成東方癤。這是一種中央凹陷邊緣隆起的潰瘍。

• 巴西利什曼原蟲和墨西哥利什曼原蟲

只分布於中南美洲，引起美洲利什曼原蟲病、皮膚黏膜利什曼原蟲病、咽喉性利什曼原蟲病（或稱採膠者潰瘍）。形態和生活史與上述兩類利什曼原蟲相同。此兩類利什曼原蟲主要寄生在人體皮膚及黏膜的內皮組織細胞中。保蟲宿主為森林中的囓齒類如樹懶。疾病潛伏期較短，約 1～4 週，初期的症狀與熱帶利什曼原蟲相似，被叮咬處由小膿泡變紅發癢，之後為無痛感潰瘍。巴西利什曼原蟲喜歡侵襲黏膜，常破壞鼻中隔軟骨，甚至以轉移或過敏的作用造成身體柔軟部份的破壞，如鼻子、嘴唇、軟骨等；墨西哥利什曼原蟲則愛侵犯耳朵，採樹脂工人常得此「職業病」，耳朵軟骨被破壞、耳朵變形。痊癒後除了留下疤痕，也具有免疫力。

這四類利什曼原蟲的預防方法都相同 —— 撲滅病媒、充分治療患者、減少傳染源、維護環境衛生。

鞭毛體

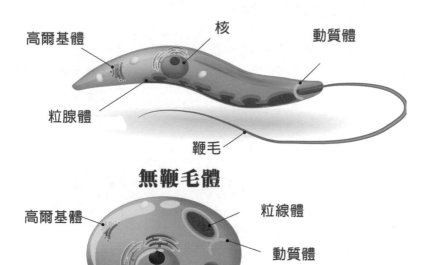

高爾基體　　　核　　　動質體

粒腺體

鞭毛

無鞭毛體

高爾基體　　　　　　　粒線體

　　　　　　　　　　　動質體

核　　　　　　　　成鞭毛體

• 利什曼原蟲手繪圖

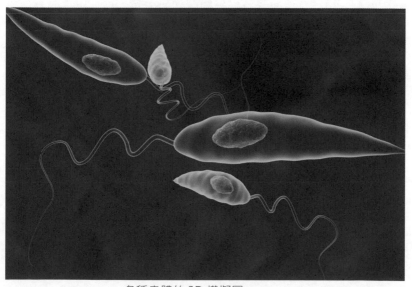

• 各種蟲體的 3D 模擬圖

067 軟硬兼施 蜱

分布 全世界，常存於寵物貓、狗、牛、馬、羊皮膚上。

摘要 蜱是一種體形很小的蜘蛛綱節肢動物，有軟蜱和硬蜱之分。蜱在叮刺吸血時多無痛感，但會造成急性炎症反應，還會引起續發性感染。較重要的角色是傳播多種疾病的病媒。

　　蜱（音ㄆㄧˊ）的別稱有很多，如壁蝨、蜱蟲、臭蟲、扁蝨、草爬子等，是一種小體形的蛛形綱、蜱蟎亞綱、真蜱目、蜱總科的節肢動物寄生物。未吸血時，僅約火柴棒頭大小；吸飽血液後，有一般手指甲大。有**軟蜱**和**硬蜱**之分。宿主包括哺乳類、鳥類、爬蟲類和兩棲類動物，大多以吸食血液為生。蜱在叮刺吸血時多無痛感，但由於螯肢、口下板同時刺入宿主皮膚，造成局部充血、水腫、急性炎症反應，還會引起續發性感染。

　　在醫用寄生蟲學的觀點，蜱為病媒，帶來傳染病，還「軟硬兼施」，分述如下。一、軟蜱：如鳥壁蝨屬的蜱。蜱體內若帶有回歸熱疏螺旋體，人類會因軟蜱叮咬或壓碎軟蜱而受到感染，引起流行性回歸熱。另外，會傳播流行性回歸熱的還有一種病媒是體蝨，傳播方式相同，但偏向吸血注入疏螺旋體、在不求甚解的情況下，常以為壁蝨與體蝨一樣是昆蟲。二、硬蜱：帶有各種不同病原的扁蝨屬和落磯山壁蝨屬，經由叮咬人類而傳播的疾病有：
1. 落磯山斑點熱。（病原為立氏立克次氏菌）
2. 科羅拉多壁蝨熱。（病原為環狀病毒的壁蝨熱病毒）
3. 病毒性腦炎。（由壁蝨傳播的腦炎病毒）
4. 兔熱病。（病原為土拉倫斯法蘭西斯桿菌）
5. 萊姆病。（病原為博氏疏螺旋體）

　　蜱主要棲息在草地、樹林中，因此外出遊玩時最好在暴露的皮膚上塗噴防蚊液，儘量避免在野外長時間坐臥。蜱常會附著在人體的頭皮、腰部、腋窩、腹股溝及腳踝下方等部位。注意做好個人防護，穿緊口、淺色、光滑的長袖衣服。

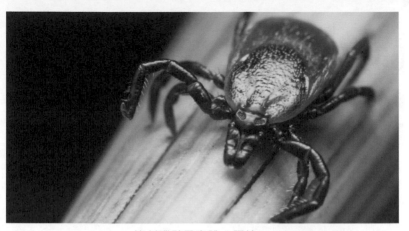

• 洛杉磯壁蝨實體（硬蜱）

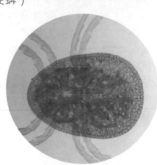

• 顯微鏡下的軟蜱

吸血前

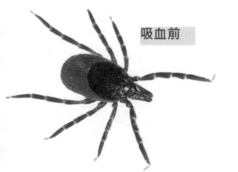

• 屬於硬蜱的扁蝨
  吸血後腹部脹大

吸血後

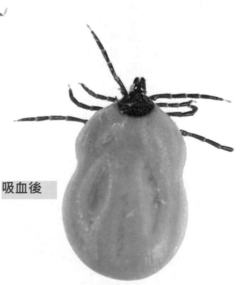

068 花東地區很多 恙蟎

分布 全世界，在溫暖潮濕的熱帶雨林更多。

摘要 恙蟎主要是因幼蟲叮咬所引起的恙蟎皮膚炎，以及幼蟲或成蟲傳播的立克次氏菌疾病如叢林斑疹傷寒和立克次痘疹，而在醫學上留名。。

　　根據聯合電子報 2017 年 3 月 21 日的報導；清明掃墓、春遊小心恙蟲。近期有民眾到屏東、花蓮旅遊，卻不小心被恙蟲叮咬，出現群聚感染事件，11 人確診。衛福部疾管署公布，今年由於暖冬影響，氣候溫暖適合恙蟲繁殖，累計 66 名病例已創下近五年同期新高，提醒民眾到野外遊玩，應穿長袖衣物、塗抹驅蟲劑。疾管署統計，截至前日，今年共有 66 例恙蟲病確定病例，相較去年同期 38 例，增加約七成，感染地以花蓮縣 27 例最多，其次為台東縣 10 例，屏東縣有 6 例。

　　恙蟲是恙蟎的別稱，是指一群蛛形綱、蜱蟎亞綱、蟎形總目、恙蟎目、恙蟎總科下的**恙蟎科**和**列恙蟎科**的節肢動物。全世界已知約有三千多種及亞種，其中有五十種左右會叮咬人類。恙蟎的成蟲和稚蟲營自由生活，幼蟲寄生在家畜和其他動物體表，能傳播恙蟲病等細菌性流行病。恙蟎分布在溫暖潮濕地區，尤其熱帶雨林中更多。東南亞地區的恙蟎種類繁多，是世界上恙蟎最集中的地區。中國以東南沿海至西南邊境省區為最多，尤其從雲南到廣東。台灣則以宜蘭、花蓮、台東及屏東等縣較常見。

　　目前生物界對多數恙蟎種類的稚蟲和成蟲尚不了解，因此，分類上常以幼蟲為主。幼蟲大多橢圓形，紅、橙、淡黃或乳白色。初孵出時體長約 0.2 公厘，經飽食後可長達 0.5～1.0 公厘以上。恙蟎生活史分為卵、前幼蟲、幼蟲、若蛹、稚蟲、成蛹和成蟲等七期。幼蟲只有三對足，稚蟲與成蟲都具四對足。雌蟲產卵於泥土表層縫隙中，卵為球形，成堆，淡黃色，直徑約 150 微米。經 5～7 天卵內幼蟲形成，卵殼破裂，逸出一個包有薄膜的前幼蟲。再經十天左右發育，幼蟲才破膜而出。遇到宿主即爬到體上寄生，在宿主皮薄且濕潤處用口器咬刺，經 2～3 天飽食後，墜落地面縫隙中，3～7 天後靜止不動形成若蛹，蛹內稚蟲發育成熟後，從蛹背逸出。稚蟲經 10～

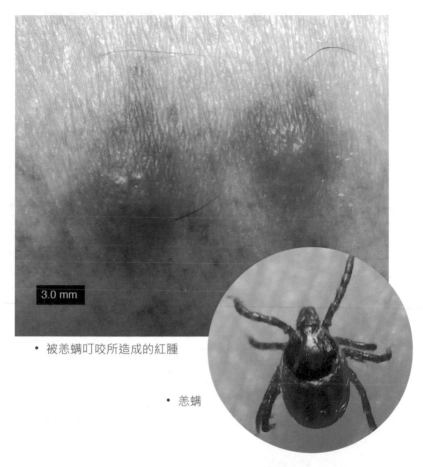

• 被恙蟎叮咬所造成的紅腫

• 恙蟎

35 天靜止變為成蛹，成蛹經一、兩週發育為成蟲。稚蟲與成蟲的形狀相似，軀體多呈葫蘆形，體覆密毛，狀似紅絨球，成蟲壽命平均十個月。

　　因幼蟲叮咬所引起的恙蟎皮膚炎，以及幼蟲或成蟲傳播的立克次氏菌疾病如叢林斑疹傷寒和立克次痘疹，而讓恙蟎在醫學上留名。恙蟎幼蟲的唾液能夠溶解人類皮膚的組織，引起局部凝固性壞死，出現皮炎反應。被叮刺處會有癢感並出現丘疹，有時可能發生續發性感染。預防恙蟎幼蟲咬人的最佳方法：整理好環境衛生、清除雜草、堵塞鼠洞及滅鼠；還有用藥物殺蟎以及做好個人防護，如野外工作時衣褲口要扎緊，外露皮膚可塗驅避劑（如鄰苯二甲酸二甲酯）或將衣服用驅避劑浸泡。

【附表一】醫學上重要原蟲的生物學分類

原生動物亞界 Subkingdom Protozoa				
纖毛門 Phylum Ciliphora	纖毛蟲類 ciliate		大腸纖毛蟲 Balantidium coli	
頂端複體門 Phylum Apicomplexa	孢子蟲 sporozoan	卡氏孢子（肺囊）蟲 Pneumocystis carinii		
		真球蟲目 Order Eucoccidi	血孢子蟲亞目 Suborder Haemosporina	瘧原蟲屬 Plasmodium sp.
			艾美耳球蟲亞目 Suborder Eimeriina	隱孢子蟲屬 Cryptospoirdium sp.
				剛地弓蟲 Toxoplasma gondii
肉足鞭毛門 Phylum Sarcomastigophora	肉足亞門 Subphylum Sarcodina 變形蟲類 amoeba		痢疾阿米巴 Entamoeba histolytica	
			福氏奈格里阿米巴 Naegleria fowleri	
	鞭毛亞門 Subphylum Mastigophora 鞭毛蟲類 flagellate	腸腔道鞭毛蟲 intestinal atrial flagellate	梨形鞭毛蟲 Giardia lamblia	
			陰道滴蟲 Trichomonas vaginalis	
		血液鞭毛蟲類 hemoflagellate	克魯氏錐蟲 Trypanosoma cruzi	
			剛比亞錐蟲 T. gambiense	
			羅德西亞錐蟲 T. rhodesiense	
			利什曼原蟲 Leishmania sp.	

【附表二】寄生於人體各器官之重要原蟲與蠕蟲

類別	蟲種	頁數
腸道原蟲	大腸纖毛蟲 *Balantidium coli*	26
	隱孢子蟲 *Cryptospoirdium* sp.	96
	痢疾阿米巴 *Entamoeba histolytica*	90
	梨形鞭毛蟲 *Giadia lamblia*	24
腸道線蟲	蟯蟲 *Enterobius vermicularis*	22
	糞線蟲 *Strongyloides stercoralis*	82
	十二指腸鉤蟲 *Ancylostoma duodenale*	80
	美洲鉤蟲 *Necator americanus*	136
	菲律賓毛線蟲 *Capillaria philippinensis*	116
	安尼線蟲 *Anisakis* sp.	118
	東方毛線蟲 *Trichostrongylus orientalis*	140
	蛔蟲 *Ascaris lumbricoides*	132
	鞭蟲 *Trichuris trichiura*	138
腸道吸蟲	布氏腸吸蟲 *Fasciolopsis buski*	134
	異形吸蟲 *Heterophyes heterophyes*	124
	橫川吸蟲 *Metagonimus yokogawai*	126
腸道條蟲	縮小包膜條蟲 *Hymenolepis diminuta*	28
	犬複殖器條蟲 *Dipylidium caninum*	38
	無鉤條蟲 *Taenia saginata*	104
	有鉤條蟲 *Taenia solium*	106
	短小包膜條蟲 *Hymenolepis nana*	108
	廣節裂頭條蟲 *Diphyllobothrium latum*	128
腔道原蟲	陰道滴蟲 *Trichomonas vaginalis*	40
組織及血液內原蟲	卡氏孢子（肺囊）蟲 *Pneumocystis carinii*	42
	剛地弓蟲 *Toxoplasma gondii*	110
	福氏奈格里阿米巴 *Naegleria fowleri*	94
	瘧原蟲 *Plasmodium* sp.	148~155
	錐蟲 *Trypanosoma* sp.	162~167
	利什曼原蟲 *Leichmania* sp.	168

類別	蟲種	頁數
組織及血液內線蟲	犬弓蛔蟲 *Toxocara cainis*	30
	旋毛蟲 *Trichinella spiralis*	100
	廣東血線蟲 *Angiostrongylus cantonensis*	102
	斑氏絲蟲 *Wuchereria bancrofti*	156
	馬來絲蟲 *Brugia malayi*	158
	血絲蟲 filariae	160
組織及血液內吸蟲	日本血吸蟲 *Schistosoma japonicum*	84
	曼氏血吸蟲 *Schistosoma mansoni*	86
	埃及血吸蟲 *Schistosoma haematobium*	88
	衛氏肺吸蟲 *Paragonimus westermani*	120
	中華肝吸蟲 *Clonorchis sinensis*	122
	牛羊肝吸蟲 *Fasciola hepatica*	142
組織及血液內條蟲	包囊條蟲 *Echinococcus granulosus*	144

【附表三】生物醫學名詞中英對照及簡介表

· 節肢動物與其他蟲類

中文	英文／學名	定義或註解	首現
塵蟎	dust mite	一種八隻腳、微小的蜘蛛網節肢動物，是蜘蛛的近親，分類上為 *Acari* 蜱蟎亞綱。	18
蛛形網	Class *Arachnida*	蛛形網又名蜘蛛網，是節肢動物下的一網，約有六、七百萬左右個物種，包括蜘蛛、蠍子、壁蝨、蟎等。	
昆蟲	insect	在分類學上屬於昆蟲綱 *Insecta*，是世界上最繁盛的動物，已發現超過百萬種。其中單鞘翅目 *Coleoptera* 中所含的種數就比其它所有動物界中的種數還多。	
節肢動物	arthropod	自然界中種類最多、分布最廣的一門生物。有多足、甲殼、昆蟲、蜘蛛等四網。	
屋塵蟎	*Dermatophagoides pteronyssinus*	台灣居家環境中最主要的塵蟎。	
粉塵蟎	*Dermatophagoides farinae*	歐美居家環境較常見。	
微角塵蟎	*Dermatophagoides microcerus*	全世界分布，台灣居家環境中也有，但族群量不多。	
熱帶無爪蟎	*Blomia tropicalis*		
有翅亞綱	Subclass *Pterygota*	在分類上是指所有具翅膀的昆蟲，其中也包括在進化過程中失去了飛行能力和翅膀的，如跳蚤。	58
蟑螂	cockroach	一種有著上億年演化歷史的雜食性昆蟲，與人類的生活及飲食環境重疊，部份蟑螂對人的居家都有很強的入侵性。	20
蜚蠊目	Order *Blattodea*	是指昆蟲綱有翅亞綱之下的一個分類，有接近七千個物種，包括了蟑螂和白蟻。當中蟑螂約有四千五百多種，占整個蜚蠊目的六成五。	

中文	英文 / 學名	定義或註解	首現
美洲蟑螂	*Periplaneta americana*	俗稱大蟑螂，紅綜色，常飛行。	20
澳洲蟑螂	*Periplaneta australasiae*	台灣常見的四種蟑螂之一。	
斑蠊	*Neostylopyga rhombifolia*	體型稍小，短翅、花斑。	
德國蟑螂	*Blattella germanica*	俗稱小蟑螂，黃綜色。	
蠅蛆病	myiasis	蒼蠅之幼蟲寄生於人體組織的一種疾病。	34
雙翅目	Order *Diptera*	是昆蟲綱下的第四大目，約有 85 萬種兩對翅膀的昆蟲，如蚊、蠅、虻、蚋等。	
幼蟲	larva	是指兩棲類、昆蟲、刺絲胞動物在變態為蛹或成蟲之前的狀態。	
蛆蟲	maggot	指蒼蠅類的幼蟲。	
盾波蠅	tumbu fly	又稱芒果蠅或皮膚蛆蒼蠅，正式學名為 *Cordylobia anthropophaga*。	
人膚蠅	human botfly；*Dermatobia hominis*	狂蠅科下最重要的一種造成人類蠅蛆病的蒼蠅。	
皮蛆瘤蠅	*Cordylobia anthropophaga*	即盾波蠅。	
蛆症金蠅	*Chrysomyiamegacephala*	即盾波蠅。	
馬蠅	horsefly	又稱為牛蠅，屬於虻科的一種大蒼蠅。	36
虻屬	Genus *Tabanidae*	在分類上屬於雙翅目下，各地的俗名大多與成蠅的外形或習性有關。 中國、台灣等遠東地區有兩百多種虻。虻屬的蒼蠅均為中大型。	

中文	英文 / 學名	定義或註解	首現
病媒	vector	傳播疾病的媒介物，常是指節肢動物。有生物型和機械型攜帶病原體兩類。	36
疥瘡	scabies	具有高傳染性的搔癢病症，由疥蟎寄生於皮膚所造成。	
疥蟎	*Sarcoptes scabiei*	又稱疥蟲，為疥瘡的病原。疥蟎在分類上屬於蜘蛛綱，為一種八足的節肢動物。	
蜱蟎亞綱	Subclass *Acari*	含有蟎和蜱類之蜘蛛綱下的一群分類。	50
蜱蟎目	Order *Acarina*	蜱蟎亞綱下的一個分類目，目前已有超過五萬種蟎和蜱被描述。	
疥蟎科	Family *Sarcoptidae*	蜱蟎目下的分類科，各種科內的疥蟎大多以動物宿主命名如人、貓、狗疥蟎。感染人類的疥蟎只有一種。	
孔道	burrow	雌疥蟎在皮膚表面啃食角質層，以獲取能量並方便產卵於 1 ~ 10 公厘的孔道內。疥蟎的挖掘活動及蟲卵在孔穴裡存在，使得皮膚出現難忍的奇癢。	
陰蝨；蟹蝨	*Pthirus pubis*；crab louse	蝨子的單數型為 louse，lice 是複數。一種絕對寄生於人體毛髮根部、靠吸皮膚血液為生的昆蟲。	52
新翅亞綱	Subclass *Neoptera*	昆蟲綱下一個大分類群，主要是指會展翅飛翔的昆蟲。	
嚙蟲目	Order *Psocodea*	現今將之分類於新翅亞綱之下的一個目，指的是有口器會咬人的如蚤、蝨，但沒翅膀，不會飛。	
陰蝨科	Family *Phthiridae*	屬於蝨毛目下獨特的外寄生性昆蟲，特別是指寄生於人體上的蝨子。	
膨疹	wheal	在陰蝨吸血處皮膚所形成的過敏反應。	53

中文	英文 / 學名	定義或註解	首現
昆蟲綱	Class *Insecta*	分類學上屬於六足亞門下，是世上最繁盛的動物，已發現有超過百萬種昆蟲。	54
頭蝨	head louse；*Pediculus humanus capitis*	一種只寄生於人類頭髮或頸部毛髮中的蝨子。	
蝨亞目	Subclass *Anoplura*	屬於蝨毛目下的蝨子，數量較少，大約只有五百種。	
蝨科	Family *Pediculidae*	屬於蝨毛目下蝨科最重要的蝨子是人蝨屬的體蝨和頭蝨。	
蝨屬	Genus *Pediculus*	蝨屬是吸蝨屬的一個屬，上為蝨毛目、蝨科，是蝨科的唯一屬。為靈長類動物的體外寄生蟲。	
人蝨	*Pediculus humanus*	人蝨是一種寄生於人類體表的蝨子。包括兩個亞種。	52
體蝨	body louse；*Pediculus humanus corporis*	體蝨是一種三字學名的亞種蝨子，會寄生於人體皮膚皺摺處及暫存於衣物上。	
流行性斑疹傷寒	epidemic typhus	一種經由體蝨傳播的發熱、皮膚紅疹病，病原為普氏立克次氏菌。	
戰壕熱	trench fever	一種經由體蝨傳播的發熱、發寒病，病原為五日熱立克次氏菌。	56
流行性回歸熱	epidemic relapsing fever	一種經由體蝨造成鼠類及人與人之間傳播的熱寒交替疾病，病原為回歸熱疏螺旋體 *Borrelia recurrentis*。	
跳蚤	flea	一種六隻腳的小型昆蟲，最大的特色是左右扁形及善跳躍。	58
蚤目	Order *Siphonaptera*	在分類上屬於有翅亞綱下蚤目的昆蟲	
多毛蚤科	Family *Hystrichopsyllidae*	蚤目下的一科，為完全變態類、小型、無翅、善跳躍的寄居性昆蟲。在台灣的跳蚤大多屬於此科。	59
貓蚤	*Ctenocephalides felis*	一種寄生於貓科動物身上特定的跳蚤。	
狗蚤	*Ctenocephalides canis*	一種寄生於犬科動物身上特定的跳蚤。	

中文	英文 / 學名	定義或註解	首現
鼠蚤	rat / mouse flea	專性寄生於鼠類的跳蚤，台灣常見的是歐洲鼠蚤 *Nosopsyllus fasciatus* 和印度鼠蚤 *Xenopsylla cheopis*。	59
鼠疫	plaque	鼠疫是有歷史性的重大傳染病，大多是由動物或病媒鼠蚤傳染給人類。病原是鼠疫桿菌。	
地方性斑疹傷寒	endemic typhus	又稱為鼠類斑疹傷寒 murine typhus，病原是傷寒立克次氏菌。	
蜈蚣	centipede	又名百足蟲，指的是在生物學上歸類為唇足綱的一群節肢動物。	
唇足綱	Class *Chilopoda*	指的是蜈蚣這類節肢動物的分類地位，上為多足亞門 *Myriapoda*，下有四大蜈蚣目。	
倒地蜈蚣	*Torenia concolor*	又名釘地蜈蚣，原產於台灣，主要分布於中低海拔山區，生長在較潮溼且有半日照的林中步道、荒地、草叢等。	
毒爪	forcipule	蜈蚣首節附肢特化為一對能夠注射毒液的鉗狀前肢。	
石蜈蚣	*Lithobius sp.*	一種小至數公厘的蜈蚣，只有 15 對足。	60
蜈蚣目	Order *Scolopendromorpha*	分類上屬於蜈蚣目的蜈蚣均為大型，約長 20~30 公分。	
蜈蚣科	Family *Scolopendridae*	台灣常見的一類蜈蚣，特色是頭部兩側各有四個成叢的單眼。	
蜈蚣屬	Genus *Scolopendra*	蜈蚣科下的分類三屬。	
衛蜈蚣屬	Genus *Rhysida*		
耳孔蜈蚣屬	Genus *Otostigmus*		
盲蜈蚣科	Family *Cryptopidae*	台灣另一類常見的蜈蚣，分類特色是無眼睛構造。	
盲蜈蚣屬	Genus *Cryptop*	盲蜈蚣科下的一屬蜈蚣，21 對足。	
棘盲蜈蚣屬	Genus *Scolopocryptops*	盲蜈蚣科下的一屬蜈蚣，23 對足。	

中文	英文／學名	定義或註解	首現
蜘蛛	spider	蜘蛛是屬於螯肢亞門的節肢動物，共分類有 114 科 3935 屬，約四萬五千種	62
紅斑冠蛛	*Latrodectus mactans*	是一種具有強烈神經毒素的蜘蛛，人若被咬，可能致命。	
黑寡婦蜘蛛	black widow spider	紅斑冠蛛的別名或俗稱。	
雪梨漏斗網蜘蛛	Sydney funnel-web spider；*Atrax robustus*	是目前所知毒性最強的蜘蛛。	
巴西流浪蜘蛛	*Phoneutria nigriventer*	也是毒性很強的蜘蛛，廣存於熱帶地區的香蕉樹林。	
香蕉蜘蛛	banana spider	巴西流浪蜘蛛的別名或俗稱。	
螯肢亞門	Subphylum *Chelicerata*	分類上即為節肢動物門下的一群八足動物，包括鱟、蠍子、蜘蛛及蟎。牠們可能是於寒武紀演化自海生動物。	
蜘蛛目	Order *Araneae*	是蛛形綱中數量最多的一分類，一般認知的蜘蛛均屬於此目。	
白額高腳蛛	*Heteropoda venatoria*	俗稱高腳蜘蛛、閩南語稱之為「蟧蜈」，喜歡潛入住宅、農舍，在台灣是最大型的室內棲息蜘蛛。	
蠍子	scorpion	一種有八隻腳的節肢動物，與蜘蛛一樣同屬於螯肢亞門、蛛形綱，目前所知約有一千種蠍子。	64
蠍目	Order *Scorpiones*	蠍子的生物學分類目，上為蛛形綱，下只有鉗蠍科 *Buthoidea*、濕地蠍科 *Chactoidea*、巨蠍科 *Iuroidea* 等六科。	
埃及柱尾蠍	*Orthochirus innesi*	原產於埃及、阿爾及利亞及摩洛哥，全長只有 1~3 公分的迷你沙漠蠍種。全身黑色，有時會帶些許墨綠色光澤，配上淺黃色的蠍鉗與腳，一直是許多認真玩家想要收集的對象。	

中文	英文／學名	定義或註解	首現
真帝王蠍	*Pandinus imperator*	主要分布於非洲中部及南部，為現存世界上最大的蠍子。	64
虎頭蜂	tiger bee；*Vespa*	正式中譯名為大虎頭蜂。	
黃蜂；胡蜂	wasp	又稱為螞蜂，毒液多，常會螫人。	
胡蜂屬	Genus *Vespa*	目前已知在分類上屬於膜翅目、胡蜂科的蜂有一萬五千多種，分布甚廣。虎頭蜂在分類上為胡蜂科、胡蜂屬，是亞洲地區最危險的昆蟲之一。	
膜翅目	Order *Hymenoptera*		
胡蜂科	Family *Vespidae*		
黃腰虎頭蜂	*Vespa affinis*	虎頭蜂中最溫馴的，常見出現於住家附近環境，較不會主動攻擊人。	
黑腹虎頭蜂	*Vespa basalis*	俗稱黑尾仔、雞籠蜂（台語），絨毛胡蜂。最兇暴、領域性極強。	
黃腳虎頭蜂	*Vespa velutina*	又稱黃腳仔、花角仔，體長 2 公分左右。分布於低、中海拔山區，巢長筒型，一般築巢於高樹上。九月至隔年元月最多見，常見飛入野蜂巢洞裡示威或偷蜜，能在空中停飛，習性凶猛。	66
台灣大虎頭蜂	*Vespa mandarinia*	又稱金環胡蜂、土蜂仔、大土蜂。體長 2.8 ~ 4.2 公分。為臺灣體型最大的虎頭蜂。頭部橙黃色，大顎發達。胸部幾乎全面呈黑色，滿布淡黃褐色細絨毛。腹部底色棕褐色，各腹節前方具有橙黃色帶狀橫斑。	
黑尾虎頭蜂	*Vespa ducalis*	又名雙金環虎頭蜂、姬虎頭蜂、金箍。所有虎頭蜂中最常會攻擊蜜蜂或直接到蜜蜂巢穴、蜂箱巢口捕食蜜蜂，因此養蜂人家恨之入骨。	

中文	英文／學名	定義或註解	首現
擬大虎頭蜂	*Vespa analis*	前胸兩側肩角處（前胸背板）和後胸背側中央（小盾片和後胸背板）有橙褐色斑。	66
威氏虎頭蜂	*Vespa vivax*	別名為壽胡蜂。雄蜂與工蜂體長2公分。 頭、胸，觸角及六足暗紅褐色，腹部黑色，第四節鮮黃色，是主要特徵。腹部第二、三節腹面有黃色斑。主要分布於海拔一、兩千公尺的中、高海拔山區。	
紅螞蟻	red ant	直譯於 red ant 的螞蟻，一般是指火蟻。	
火蟻	fire ant	火蟻屬於蟻科、火蟻目、火蟻屬的昆蟲，目前全世界已知約有266種火蟻。	
蟻科	Family *Formicidae*	上為膜翅目 *Hymenoptera*、細腰亞目 *Apocrita*，是種有社會化生活習性的昆蟲，目前已知的蟻科螞蟻超過一萬種。	68
火蟻目	Order *Solenopsidini*	火蟻目學名的意思是「管臉孔」，下有 *Myrmicinae* 亞目，共有火蟻屬等20屬。	
火蟻屬	Genus *Solenopsis*		
獵食火蟻	*Solenopsis indagatrix*	在台灣發現的兩種本土火蟻。	
知本火蟻	*Solenopsis tipuna*		
熱帶火蟻	*Solenopsis geminata*	四十多年前移入台灣的外來種火蟻，大都群居在台灣南部的野外，即是台語俗稱的紅狗蟻。	
入侵紅火蟻	*Solenopsis invicta*	直譯於 red imported fire ant 的外來種火蟻，源自於南美州。對人類的威脅性極強。	
蚊子	mosquito	自古以來與全球人類關係最密切的飛行小昆蟲，叮人吸血造成皮膚不適算是「基本配備」，當做病媒傳播疾病才是人類想要積極消滅牠的主因。	70

中文	英文 / 學名	定義或註解	首現
蚊科	Family *Culicidae*	蚊子在分類上為雙翅目、螺紋角亞目之下，是一種具有刺吸式口器的纖小飛蟲。通常雄性以植物的汁液為食，而雌性則會吸食動物血液，每吸一次血將產卵一次。	
瘧蚊	*Anopheles*	蚊科下瘧蚊屬中約有三、四十種瘧蚊會傳播瘧疾（主要工作），瘧原蟲似乎只愛在終宿主瘧蚊體內行有性生殖。	
家蚊	*Culex*	別稱庫蚊，是蚊科下一屬的蚊子，常見的有尖音庫蚊、致倦庫蚊、三帶喙庫蚊、三斑家蚊、環狀家蚊、地下家蚊等。成蚊翅膀水平展開時透明，翅膀與足部不帶斑點或條紋。家蚊可作日本腦炎及絲蟲病的散播病媒。	70
斑蚊	*Aedes*	斑蚊是伊蚊屬的通稱，又稱伊蚊、斑蚊或艾迪斯蚊，屬於蚊科庫蚊亞科，有很多種類分布在世界各地，其中最重要的是白線斑蚊和埃及斑蚊。此類型蚊蟲通常活躍於傍晚和清晨時分。	
曼蚊	*Mansonia*	曼森屬的蚊子為大型；黑色或棕色；翅膀和雙腿閃閃發光。牠們在含有某些水生植物的池塘和湖泊中繁殖。可傳播各種節媒性病毒腦炎。	
三斑家蚊	*Culex tritaeniorhynchus*	又名三帶喙庫蚊，是日本腦炎的主要病媒。原產於北亞和非洲東北和撒哈拉以南。雌蚊吸血的目標是大型動物，包括牛、豬，並強烈嗜熱。	
淡色家蚊	*Culex pipiens*	這兩種家蚊是斑氏絲蟲在台灣最重要的宿主，金門曾有不少血絲蟲病病例。	156
熱帶家蚊	*Culex quinquefasciatus*		

中文	英文 / 學名	定義或註解	首現
埃及斑蚊	*Aedes aegypyi*	起源於非洲，但如今則可在全球熱帶與亞熱帶區域發現到。主要分布於中國大陸、台灣、港澳、星馬（稱為埃及伊蚊），是一種會傳播登革熱、茲卡熱、黃熱病與其他疾病的蚊子。此蚊可藉由腿部的白色標記與胸節上表面的里拉琴形狀來辨識。雌蚊的平均翅膀長度變化很大。	70
白線斑蚊	*Aedes albopictus*	也稱做亞洲虎蚊，屬蚊科，其特徵是有帶白色條紋的腿及小而黑白色的身軀。他們來自東南亞，散布於馬達加斯加往東到紐幾內亞，北至朝鮮半島的緯度地區。與埃及斑蚊同為登革熱的病媒蚊。	
潘氏瘧蚊	*Anopheles pattoni*	蚊科下瘧蚊屬中的一種瘧蚊，瘧疾傳播最主要的病媒蚊。	152
孑孓	larva of mosuito	蚊科昆蟲之幼蟲的特殊中文名。通常生活在較髒的池沼、水溝或積水的器皿等處。常用尾端貼著水面，作倒垂式的漂浮，這是利用腹部近尾端的呼吸管，直接在水面上呼吸。	72
小黑蚊	small black mosquito	又稱為黑微仔、烏微仔、小金剛，正式名稱為台灣鋏蠓。	
台灣鋏蠓	*Forcipomyia taiwana*	一種台灣特有原生吸血昆蟲，分布於台灣低海拔地區山林間。體長不到2公厘。好吸人血，被叮咬奇癢無比。	74
蠓科	*Family Ceratopogonidae*	上為長角亞目 *Nematocera*、搖蚊總科 *Chironomoidea*。種類繁多，全世界已發現科內有四千種左右的蠓。	

中文	英文 / 學名	定義或註解	首現
鋏蠓屬	*Genus Forcipomyia*	鋏蠓屬是雙翅目、蠓科、鋏蠓亞科昆蟲之下兩個屬的其中之一。鋏蠓屬的物種還可以再細分為多個亞屬；當中的蟻蠓亞屬以吸取脊椎動物的血為生；又有一些亞屬是其他較大型昆蟲的體外寄生蟲；其他不吸動物血的物種則是可可樹的重要授粉者。	74
蠓	midge	小黑蚊一般較正式的中英文稱呼。	
床蝨	bedbug	日本人稱的南京蟲；中國人叫臭蟲。	
半翅目	Order *Hemiptera*	是昆蟲綱下的一個分類目，有兩個亞目、133 科、超過六萬物種，如椿象、水黽、水螳螂、蟬、蚜蟲等。	76
臭蟲科	Fanily *Cimicidae*	指純粹以血液為食的體外暫居性寄生昆蟲，約有七十四物種。成蟲和稚蟲體內有一種臭腺體，會分泌一種令人難忍的惡臭味。	
溫帶臭蟲	*Cimex lectularius*	寒帶國家如日本、北美較常見的臭蟲。	
熱帶臭蟲	*Cimex hemipterus*	亞熱帶國家如中國南方、台灣較常見的臭蟲。	
舌（形）蟲	tongue worm	寄生在魚類鰓部的甲殼類，外形酷似脊椎動物舌頭的無脊椎動物。	
甲殼綱	Class *Crustacea*	屬於水棲或兩棲類動物，如水蚤、蝦、喇蛄、蟹等，對人類無害。	46
舌形動物門	Phylum *Pentastomida*	一種對舌蟲的新分類。	
歐洲舌蟲	*Linguatula serrata*	成蟲主要是寄生在狗的鼻道上吸血，偶爾也會找上羊、人類或其他動物。	

中文	英文 / 學名	定義或註解	首現
非洲舌蟲	*Armillifer armillatus*	成蟲寄生於蟒或蛇的肺、氣管或鼻腔。人類是因為吃未熟的蛇肉或誤食遭蟲卵污染的水或植物而感染。	46
亞洲舌蟲	*Armillifer moniliformis*	成蟲寄生於蟒或蛇的呼吸道。由於人類非其適當的終宿主，所以感染人類時不會發育為成蟲，產卵完成生活史。	47
斑虻	*Chrysops*	又稱花虻、鹿蠅、黃蠅，分類上為鹿蠅屬、虻屬。大小、外觀與普通的家蠅相似，但有金黃綠色的眼睛，像鹿茸的顏色而得名。以吸食花蜜為主的野外蒼蠅，雌蟲偶爾吸動物血，為羅阿絲蟲的中間宿主病媒。	160
蚋	Genus *Simulium*	一種黑蠅，分類上為蚋科，41個亞屬中最大的一屬，有幾百個物種。為蟠尾絲蟲的中間宿主，傳播河川盲。	—
采采蠅	tsetsefly	一種屬於雙翅目、舌蠅科下唯一的舌蠅屬蒼蠅。其下的蠅種廣泛分布於撒哈拉沙漠到喀拉哈里沙漠的廣大非洲地區。他們以吸食脊椎動物的血液為生，是非洲重要的睡病蟲傳播媒介。這些蠅是多化性的，每年可繁殖4代，一生中最多可繁殖31代。	162
采采帶區	tsetse belt	非洲采采蠅分布的範圍約在北緯15度至南緯20度間。	164

中文	英文／學名	定義或註解	首現
蝽蟲	reduviid bug	是一種肉食性的昆蟲，分類上為半翅目下的 *Reduviidae* 獵蝽科（又名食蟲蝽科）。獵蝽科昆蟲頭較小，頭後有細窄頸狀構造，體長最大可達 4 公分。蝽蟲大部分具有捕食性，喜食行動不便的昆蟲如棉蚜、薊馬、棉鈴蟲，嘴像鋼針一樣，可以扎進獵物的身體，吸取養分。獵蝽科多達 7000 個種類，分布於全世界。	166
白蛉	sandfly	俗稱沙蠅，分類上為蛾蚋科之白蛉亞科，是一種小的雙翅目昆蟲，多毛的身體和翅膀（蠅類的特徵）給牠們一個毛茸茸的外觀。	168
蛾蚋科	Family *Psychodidae*		
白蛉亞科	Subfamily *Phlebotomidae*		
蜱	tick	有很多別稱如壁蝨、蜱蟲、臭蟲、扁蝨、草爬子等，是一種體形極小的蛛形綱、蜱蟎亞綱、真蜱目、蜱總科的節肢動物寄生蟲。未吸血時，僅約火柴棒頭大小；吸飽血液後，有一般手指甲大。有軟蜱和硬蜱之分。宿主包括哺乳類、鳥類、爬蟲類和兩棲類動物，大多以吸食血液為生。	172
真蜱目	Order *Ixodida*		
蜱總科	Family *Ixodoidea*		
鳥壁蝨屬	Genus *Ornithodoros*	分類上為螯肢亞門下、*Argasidae* 軟體蜱科的一個屬，約有二十幾個物種。	
流行性回歸熱	relapsing fever	病原為 *Borrelia recurrentis* 回歸熱疏螺旋體，藉由鳥壁蝨屬的軟蜱以及體蝨來傳播。	

中文	英文 / 學名	定義或註解	首現
軟蜱	soft tick	軟蜱在分類學上屬於 *Parasitiformes* 寄型目、*Ixodida* 蜱亞目、*Ixodoidea* 蜱總科、*Argasidae* 軟蜱科。其生活史中經蟎、幼蟲、若蟲及成蟲等過程。而在生活史中各活動時期均需在宿主身上吸血以獲得賴以維生的養分。	172
硬蜱	hard tick	硬蜱被歸類為蜱總科下的 *Ixodidae* 硬蜱科,有七百多個物種,而帶有各種病原的分類於扁蝨和落磯山壁蝨兩屬,全世界各地都有蜱的分布,特別是溫暖潮濕的地域。	
落磯山斑點熱	Rocky Mountain spot fever	病原立氏立克次氏菌。	
科羅拉多壁蝨熱	Colorado tick fever	病原為環狀病毒中的壁蝨熱病毒。	
壁蝨傳播的病毒性腦炎	ick-borne viral encephalitis	病原為黃病毒屬的壁蝨媒介腦炎病毒。	
兔熱病	tolaremia	病原為土拉倫斯法蘭西斯桿菌。	
萊姆病	Lyme disease	病原為伯氏疏螺旋體 *Borrelia burgdorferi*。	
恙蟲;恙蟎	chigger mite	一種八隻腳的節肢動物。全世界已知約有三千多個種及亞種,其中有五十種左右會叮咬人類。	
恙蟲病 又名紅蟲熱、河流熱、水患熱	tsutsugamushi disease;	正式名稱為叢林斑疹傷寒,是由立克次菌引起的急性傳染病,可經由體內有立克次氏菌的恙蟲叮咬而傳播。tsutsugamushi 是日文つつがむし的英文,tsutsuga 為日語「恙」之讀音つつが,mushi 則是「蟲」之讀音むし。在過去,日本漢字「恙」一直是指不明原因的惡疾。	174
絨蟎亞目	Suborder *Prostigmata*	又名前氣門亞目。是蛛形綱、蜱蟎亞綱、蟎形總目、恙蟎目之下四個亞目中最大的分支,下領四個下目、40 個總科。 本亞目包括以吸啜汁液為主的蜱,有不少物種皆為植物上知名的有害寄生蟲,如二斑葉蟎等。	

中文	英文 / 學名	定義或註解	首現
絨蟎總科	Family *Trombidioidea*	上為蜱蟎亞綱、蟎形總目、恙蟎目的絨蟎總科節肢動物。因科內的蟎大多有似紅色天鵝絨毛外形而聞名。會咬人或傳播疾病的大多屬於恙蟎科和列恙蟎科下的恙蟲。	174
恙蟎科	Family *Trombiculidae*		
列恙蟎科	Family *Leeuwenhoekiidae*		
恙蟎皮膚炎	trombidosis	因蟎幼蟲叮咬人所引起的特定皮炎。	
叢林斑疹傷寒	scrub typhus	病原為恙蟲立克次氏菌。主要是囓齒類動物的疾病，人類只是偶發的宿主。	175
立克次痘疹	Rickettsial pox	病原小蟲立克次氏菌。	

· **原蟲**

中文	英文 / 學名	定義或註解	首現
梨形鞭毛蟲	*Giardia lamblia*	屬於鞭毛蟲綱的一種腸道鞭毛蟲，引起梨形鞭毛蟲病，為人體腸道感染的常見寄生蟲之一。旅行者和兒童易患病。宿主的選擇性低，也可感染哺乳動物、鳥類、爬蟲類及兩棲動物。	24
鞭毛蟲	flagellate	醫學上較重要的四大類寄生性原蟲之一。依寄生於人體部位不同而分為腸道、腔道及血液組織鞭毛蟲。	
梨形鞭毛蟲病	giardiasis	因梨形鞭毛蟲營養體寄生於人體所引起的腸胃道病症。	
腸道鞭毛蟲	intestinal flagellate	是指寄生於動物腸道的鞭毛蟲。	
腔道鞭毛蟲	atrial flagellate	指寄生於人體腔道（口腔、陰道）的鞭毛蟲。	
血液組織鞭毛蟲	hemoflagellate	是指寄生於動物組織或血液中的鞭毛蟲。	

中文	英文／學名	定義或註解	首現
囊體	cyst	原蟲會分泌形成具有保護作用的囊壁而成為囊體，囊體具有保護（環境不良的休眠）和生殖（在囊體內進行核分裂）的作用。同時也是許多原蟲的感染型。	24
營養體	trophozoite；vegetative form	又稱為活動體。是指原蟲在良好的環境下，可攝食、運動、繁殖，具生命現象的蟲體型式。	
波動膜	undulatibg membrane	有些鞭毛蟲營養體的鞭毛與蟲體有膜相連，泳動時可見到像波浪般擺盪。	
成鞭毛體	kinetosome；basal body	某些鞭毛蟲的胞器，鞭毛是從此向外長出。	
腹吸盤	ventral adhesive disc	梨形鞭毛蟲營養體腹部有一獨特的大吸盤。	
原蟲	protozoa	又稱為原生動物，是指一群真核性的單細胞生物。目前已知的原蟲有一萬多種為寄生性，寄生人類又引起疾病的只有幾十種。	26
纖毛蟲門	Phylum *Ciliophora*	纖毛蟲門生物通稱為纖毛蟲，是一類較複雜的原生動物，主要特點是以纖毛作為運動器，細胞核一般分化出大核、小核、攝食胞器等，無性生殖為橫二分裂，有性生殖為接合生殖，生活在淡水或海水中，也有寄生的。代表生物有草履蟲。纖毛蟲在分類上比較複雜，尚無統一的定論。	
結腸小袋科	Family *Balantiididae*	大腸纖毛蟲在分類上屬於纖毛蟲綱、結腸小袋科。是已知感染人類的唯一纖毛門成員。引起的大腸纖毛蟲症 balantidiasis 是一種人畜共通寄生蟲病，污染的水源是最常見的傳播機制。	
纖毛蟲綱	Class *Listostomatea*		
大腸纖毛蟲	*Balantidium coli*		
口圍	peristome	在原蟲學上是指大腸纖毛蟲營養體窄端的一個凹口，利用周圍的纖毛擺動把食物撥進口內。	
滴蟲	*Trichomonas*	為一群單細胞、真核性的原生動物，屬於寄生於腔道的鞭毛滴蟲。	40

中文	英文／學名	定義或註解	首現
後滴門	Phylum *Metamonada*	腔道鞭毛滴蟲如口腔滴蟲、陰道滴蟲之分類地位	40
雙滴蟲目	Order *Diplomonadida*		
六鞭科	Family *Hexamitidae*		
副基體	parabasal body	鞭毛滴蟲具有像真核生物高基氏體但特化的胞器，與鞭毛形成有關。	
前鞭毛	anterior flagella	均是指陰道滴蟲獨特的鞭毛形式。四根從營養體頭部向前伸出；一根伸出往後面連接短的波動膜。	
回鞭毛	recurrent flagella		
軸柱	costa	尾端沒有鞭毛伸出，為一退化的運動胞器，可能與泳動時保持平衡有關。	
性接觸傳染病	STD：sexually transmitted disease	醫學上較常用的正式名詞，泛指經由不潔或危險之性行為（不完全單指交溝）所傳播的局部或全身性病症。	
錐蟲	trypanosome	一種組織血液寄生的鞭毛蟲，有獨特的體形、鞭毛形態及生活史。	42
卡氏孢子蟲	*Pneumocystis carinii*	由卡瑞尼於 1909 年所發現的一種類似孢子蟲（但可細胞外寄生）的原生動物，目前分類地位未定，介於真菌與孢子蟲之間。	
囊內體	intracyst body	有些原蟲在囊體期也會分裂生殖，囊內體是指在囊體內的小細胞。	
肺囊蟲病	pneumocystosis	由卡氏孢子（肺囊）蟲感染所引起的肺疾。	
間質性漿原細胞肺炎	interstitial plasma cell pneumonia	一種肺部間質被細胞侵潤後充滿細胞分泌物，造成肺泡隔膜增厚，出現發燒、呼吸急促、乾咳的肺炎。	

中文	英文 / 學名	定義或註解	首現
阿米巴	amoeba	又稱為變形蟲。是一種屬於變形蟲綱、最原始動物形態的原蟲。	
偽足	pseudopod	是指原生質體細胞伸出類似足狀的臨時細胞器。偽足會依形狀分成葉狀偽足、絲狀偽足、根狀偽足，有軸偽足四種。如單細胞生物（變形蟲）、黏菌就會利用偽足來攝食。	
寄生致病性阿米巴	pathogenic amoeba	阿米巴原蟲分為自由生活和寄生性兩群。其中有些只能寄生於動物體內生活、繁殖而引起宿主生病。	
共生性或非致病性阿米巴	commensal or non-pathogenic amoeba	阿米巴原蟲在宿主體內生活、繁殖，與宿主共生，不製造任何「麻煩」。	
致病性獨立生活阿米巴	pathogenic free living amoeba	有些阿米巴原蟲主要是行自由生活，當環境不良或意外才寄生於宿主體內並引起疾病。	
嗜糞性阿米巴	coprozoic amoeba	是指一些常在宿主腸道或糞便內發現的共生性或非致病性阿米巴。	90
類染色質體	chromatoid bar or body	阿米巴原蟲特有類似染色體的胞器。	
痢疾阿米巴	*Entamoeba histolytica*	唯一具有致病性的阿米巴原蟲。	
阿米巴痢疾	amoebic dysentery	痢疾阿米巴寄生於人體時所引發的腸胃道病症，在被台灣列為第二類法定傳染病。	
阿米巴肝膿瘍	amoebic abscess	痢疾阿米巴隨血液及淋巴侵入肝臟所造成的一種症狀，在肝右葉形成很多磚紅色的膿。	
囊前期營養體	precyst	指阿米巴在營養體形成一層細胞壁，準備要變成囊體的時期。	
後囊期營養體	metacystic trophozoite	當囊體被人吃進，經胃酸、小腸液消化刺激後，脫囊進行分裂的時期。	
肝醣泡	glycogen vacuole	主要見於阿米巴原蟲囊體中，是儲存肝醣的泡狀胞器，用碘液可深染。	

中文	英文／學名	定義或註解	首現
腸道 阿米巴蟲症	intestinal amoebiasis	有症狀的痢疾阿米巴蟲感染，可分為痢疾：症狀為腹痛、腹瀉、血便。和非痢疾性大腸炎：症狀為腹痛、腹瀉、寒熱、嘔吐。	92
阿米巴性腫瘤	amoeboma	病變為大腸壁上有細胞增生，以 X 光檢查易誤診為癌瘤。	
腸道外 阿米巴蟲症	extra-intestinal amoebiasis	有些種類的痢疾阿米巴蟲致病力極強，侵入腸道外的組織後，造成特殊的病變。	
續發性 阿米巴蟲腦膜炎	secondary amoebic meningoencephalitis	痢疾阿米巴蟲由腸道感染再轉移到中樞神經所引起的症狀為嚴重前額頭痛、發燒、神經性食慾減退、噁心、嘔吐、腦膜有興奮徵狀、頸部僵直。	
性接觸傳染 寄生蟲病	sexually-transmitted parasitosis	泛指寄生性原蟲經由不潔或危險之性行為所傳播的局部或全身性病症。蟲體常是透過分泌物侵入受損的黏膜而傳染。	
福氏奈格里 阿米巴	*Naegleria fowleri*	又稱為阿米巴鞭毛蟲，是一種具有致病性、嗜熱的自由生活阿米巴原蟲。常是在溫暖淡水中感染玩水者。	
類阿米巴	amoeboid	這是指致病性自由生活阿米巴鞭毛蟲的非典型營養體。	
軸突	axon	由神經元組成，即神經細胞之細胞本體長出突起，功能為傳遞細胞本體之動作電位至突觸。	94
篩狀板	cribriform plate	為篩骨的一部份，是一塊薄而脆且有篩狀細孔的板，分隔開顱前窩與鼻腔，嗅覺神經經過篩板進入顱前窩。	

中文	英文／學名	定義或註解	首現
原發性阿米巴腦膜炎	PAM：primary amoebic meningoencephalitis	在組織中，致病性自由生活阿米巴鞭毛蟲的活動力強，以吞噬細菌、紅血球和白血球為食並破壞組織，在人的免疫力尚未來得及反應時便已侵入腦部和脊髓，引起的神經系統病變。	94
隱孢子蟲	*Cryptosporidium*	是指一群很小、沒有胞囊的裸孢子原蟲。可引起呼吸道和胃腸道疾病，主要涉及免疫功能低下和免疫缺陷之患者。有持續性咳嗽（呼吸性隱孢子蟲病）和水樣腹瀉（腸道性隱孢子蟲病）。	96
孢子蟲屬	Genus *Cryptosporidium*	分類學上為頂端複體門、艾美耳球蟲亞目下的隱孢子蟲科。	
孢子生殖	sporogony	某些孢子蟲的包囊合子或卵母細胞的生殖方式，經多次的裂殖，形成孢子體。	
瘧原蟲	*Plasmodiun*	分類上為頂卡綱、真球蟲目、血孢子蟲亞目、瘧原蟲科的一群致病性血孢子蟲，藉由瘧蚊來傳播。	
瘧疾	malaria	中文俗稱「打擺子」、「冷熱病」，是種具有歷史、全球性的重大傳染病。病原為瘧原蟲，藉由雌的瘧蚊叮咬吸血而傳播。	148
裂體生殖	schizogony	營養體產生裂殖小體的過程，在紅血球內一次需要 48～72 小時。	
配子生殖	gametogony	裂殖小體變成大小配子，準備行有性生殖的過程。	

中文	英文／學名	定義或註解	首現
裂殖小體	schizont	瘧原蟲在紅血球內的營養體準備生殖分裂時發育成裂殖體 segmenter，當紅血球被破壞時，會釋出許多的小孢子，直徑約 1.2 微米。	
配子	gamete	有些種類的瘧原蟲，其裂殖小體會分化成大（雌）、小（雄）配子，在蚊子的胃內準備行有性生殖。	
孢囊	sporocyst	即是指孢子蟲的囊體特稱，內含數個孢子。孢囊和孢子的數目可做為孢子蟲分類的依據。孢子的體型較大。	148
薛氏小點	Schuffner' s dots	卵形瘧原蟲和間日瘧原蟲的營養體在紅血球內形成一種「戒指型」的蟲體，環形細胞質周圍有一紫紅點稱之，這些血液抹片所觀察到的特殊蟲體胞器可用於蟲種鑑別。	
紅內期	erythrocytic stage	瘧原蟲孢子體進入紅血球內寄生與生殖的時期，常是此期造成人生病。	
紅外期；紅前期	exoerythrocytic schizogony；preerythrocytic stage	瘧原蟲孢子體進入人體，還未侵襲紅血球前的時期。及所謂的 tissue form 組織型，形狀為長橢圓形或卵圓形。	
卵形瘧原蟲	*Plasmodium ovale*	引起瘧疾 malaria 的一種瘧原蟲，主要分布於非洲的亞熱帶、熱帶國家。	
間日瘧原蟲	*Plasmodium vivax*	引起隔日瘧 tertian malaria 的一種瘧原蟲，分布於熱帶至溫帶國家。	150
三日瘧原蟲	Plasmodium *malariae*	引起三日瘧 quartqn malaria 的一種瘧原蟲，分布於熱帶、亞熱帶國家。	
熱帶（惡性）瘧原蟲	Plasmodium *falciparum*	引起熱帶瘧 malignant malaria 的一種瘧原蟲，主要分布於熱帶、亞熱帶國家。	

中文	英文 / 學名	定義或註解	首現
異種生殖	heteroxenous	瘧原蟲為專性細胞內寄生蟲,且有世代交替現象,需在中間及終宿主間完成的生殖方式。	148
戒指型	ring form	隔日瘧原蟲營養體在紅血球內被觀察到的一種特殊型態。細胞質為環狀部份,環上的一紫紅點為細胞核。	150
阿米巴型	amoeboid form	三日瘧原蟲的營養體常橫於紅血球細胞中,呈帶狀 band form,又稱為帶狀營養體。	152
大配子母細胞	macrogametocyte	部份裂殖小體在紅血球內進行減數,產生配子母細胞釋出於血流中。當瘧蚊叮咬人時,隨血液進入蚊胃壁外,繼續發育分化成雌配子。	150
小配子母細胞	microgametocyte	小配子母細胞經外鞭毛形成的過程,產生 6~8 根鞭毛狀突出物,之後脫落形成雄配子,在蚊胃內游動。	
外鞭毛形成	exflagellation	指雄配子母細胞在蚊胃壁外形成鞭毛的過程。	151
齊氏小點	Zieman's dots	圍繞在三日瘧原蟲成熟裂殖小體外的獨特著染顆粒	152
血液抹片	blood smear	將一滴全血置於玻片上推平,待乾後染色所做成的抹片。	152
染色質點	double chromatin dots	因一個紅血球可被兩個以上的惡性瘧原蟲感染,因此常可看到戒指型有兩個染色質點(細胞核)。	
茂氏裂縫	Maurer's clefts	又稱為茂氏小點,在惡性瘧原蟲阿米巴型營養體後期出現,相當於薛氏小點。	154
色素沉積	pigmentation	通常是指血流中的紅血球碎片、毒素、抗原分子等,會隨血液循環到脾臟時被其中的巨噬細胞吞食,解剖可觀察到脾臟表面有色素沉殿。	

中文	英文 / 學名	定義或註解	首現
血栓	capillary occlusion	通常是指紅血球通過血管的阻力增加時，血液黏性也相對增加，造成紅血球堆積在微血管壁所形成。	154
黑水熱	black water fever	多見於惡性瘧之嚴重患者，為一種過敏性疾病。	155
休眠小體	hyponozoite	瘧原蟲在肝細胞蟄伏不感染紅血球的晚型 late form 裂殖小體。	
錐蟲科	Family *Trypanosomatidae*	錐蟲是一種專性寄生的鞭毛蟲，大多存在於昆蟲體內。幾種引起人類重大疾病的物種，因有螺旋狀的運動方式，在分類上為 *Kinetoplastea* 動質體綱、錐蟲目。	
錐蟲屬	Genus *Trypanosoma*		
利什曼原蟲屬	Genus *Leishmania*	利什曼原蟲是一種會引起利什曼病的寄生蟲，泛指的利什曼原蟲是在分類上為錐蟲目、錐蟲科、利什曼原蟲屬的錐蟲。	
無鞭毛體	amastigote form	一種鞭毛蟲生活史上的外形，看起來沒有鞭毛，但其實是有一根未伸出的短鞭毛。此類鞭毛體有一特殊構造名為動質體，是 DNA 集中的地方，染色較深，此乃與其他原生動物最大不同之處。	162
前鞭毛體	promastigote form	蟲體內的動基體位於核前面，也就是蟲體前端，可見有鞭毛從前端伸出。	
上鞭毛體	epimastigote form	鞭毛從蟲體側邊伸出，擺動時帶動細胞膜而成波動膜。成鞭毛體和動基體位於核前而與核接近。	
錐鞭毛體	trypomastigote form	動基體位於蟲體後端，故鞭毛生成於後端，其形成的波動膜要比上鞭毛體長很多。	

中文	英文 / 學名	定義或註解	首現
中期錐鞭毛體	metacyclic trypomastigote form	蟲體在昆蟲體內發育生長後形狀有些改變，為感染型。其外表和錐鞭毛體相似，但與在人血液組織中的錐鞭毛體不同。	
甘比亞錐蟲	*Trypanosoma gambiense*	引起中西非昏睡病。	
羅得西亞錐蟲	*Trypanosoma rhodesiense*	引起東非昏睡病。	
非洲錐蟲病	African trypanosomiasis	由兩種流行於非洲的錐蟲所引起的一種昏睡病。	
中西非昏睡病	middle and west African sleeping sickness	這是指受到甘比亞錐蟲感染後期所產生的嗜睡、昏迷的典型病症。	162
東非昏睡病	east African sleeping sickness	這是指受到羅得西亞錐蟲感染後期所產生的嗜睡、昏迷的典型症狀	
動基體	kinetoplast	鞭毛蟲的一種特殊胞器，又名副基體 parabasal body，是 DNA 集中的地方，染色較深。	
寄生蟲血症	parasitemia	血中充斥許多寄生性原蟲的蟲體。	
錐蟲性下疳	trypanosoma chancre	被含有錐蟲的采采蠅叮咬後會在傷口所出現的下疳病症，常見於到非洲的遊客，當地土著則很少見。	
溫氏徵象	Winterbottom's sign	感染剛比亞錐蟲後一年內，在後頸三角區出現淋巴結腫大現象。	
藍氏錐蟲	*Trypanosoma rangeli*	另一種流行於中南美洲的錐蟲。	163
克魯氏錐蟲	*Trypanosoma cruzi*	分布美國南部及中南美洲的一種錐蟲經由蟑蟲在人與動物間傳播。引起南美錐蟲病或稱為查加斯氏病。	

中文	英文／學名	定義或註解	首現
南美錐蟲病	South American trypanosomiasis	由克魯氏錐蟲寄生所引起的疾病。查加斯氏病的潛伏期約一、兩週，病程可分為急性期與慢性期。	166
查加斯氏病	Chaga's disease		
利什曼原蟲病	leishmaniasis	這是指受到利什曼原蟲感染後所產生的另一類錐蟲病症。	168
杜氏利什曼原蟲	Leishmania donovani	杜氏利什曼原蟲在分類上為錐蟲科、利什曼原蟲屬。分布於非洲東西部、地中海沿岸、中東、印度、中國、中南美洲等地區，引起內臟性利什曼原蟲病及黑熱病。	
內臟性利什曼原蟲病	visceral leishmaniasis	疾病的潛伏期從兩週到一年半不等，人的內臟受到蟲體侵襲，導致肝脾腫大、腹水、貧血等。	
黑熱病	kala-azar； Dum-Dum fever	內臟性利什曼原蟲病的別稱。	
黑熱病後利什曼皮膚疹	post kala-azar dermal leishmanoid	於內臟性利什曼原蟲病後期所見到的皮膚變異，常發生在腿、腳部。	
熱帶利什曼原蟲	Leishmania tropica	另一種分布於非洲中西部、地中海沿岸、中東、小亞細亞到印度的利什曼原蟲，引起皮膚性利什曼原蟲病。	170
皮膚性利什曼原蟲病	visceral leishmaniasis	或稱東方癤。熱帶利什曼原蟲喜愛寄生在皮膚的網狀內皮組織和淋巴細胞內，也可發現游離在潰瘍處的滲出液中，不會侵入內臟。	
東方癤	oriental sore	熱帶利什曼原蟲在巨噬細胞內繁殖，細胞破裂時蟲體侵入組織細胞形成東方癤。這是一種中央凹陷邊緣隆起的潰瘍。	

中文	英文 / 學名	定義或註解	首現
巴西利什曼原蟲	*Leishmania braziliensis*	巴西利什曼原蟲和墨西哥利什曼原蟲只分布於中南美洲，此兩類利什曼原蟲主要寄生在人體皮膚及黏膜的內皮組織細胞中。	170
墨西哥利什曼原蟲	*Leishmania mexicana*		
美洲利什曼原蟲病	American leishmaniasis	這些疾病均是指巴西利什曼原蟲和墨西哥利什曼原蟲感染所致。疾病潛伏期較短，約1~4週，巴西利什曼原蟲喜歡侵襲黏膜，常破壞鼻中隔軟骨，甚至以轉移或過敏的作用造成身體柔軟部份的破壞，如鼻子、嘴唇、軟骨。	
皮膚黏膜利什曼原蟲病	mucocutaneous leishmaniasis		
咽喉性利什曼原蟲病	espundia		
採膠者潰瘍	chiclero's ulcer	咽喉性利什曼原蟲病在中南美洲的別稱。墨西哥利什曼原蟲愛侵犯耳朵，採樹脂工人常得此「職業病」，耳朵軟骨被破壞、耳朵變形。	

· 線蟲

中文	英文 / 學名	定義或註解	首現
蟯蟲	*Enterobius vermicularis*	分類上為胞管腎綱 *Secernentea* 下尖尾目、尖尾科 *Oxyuridae* 的一種小型蠕蟲，成蟲寄生於盲腸，夜晚雌蟲爬至肛門產卵，造成搔癢症。	22
針蟲	pinworm	蟯蟲的俗稱，形容牠像針尖一樣細小。	
蠕蟲	helminth；worm	為多細胞的後生動物metazoa。較重要的有 *Nematoda* 線蟲綱、*Acanthocephala* 鉤頭蟲綱、*Platyhelminth* 扁蟲鋼綱，扁蟲又可分為 trematode 吸蟲與 cestode 絛蟲兩大類。	
頭翼	cephalicalae	蟯蟲蟲體最前端向外長出的特殊構造，功能不明，可能與幫助鑽爬有關。	

中文	英文 / 學名	定義或註解	首現
會陰	perineum	是人體泌尿生殖系統中從生殖器到肛門的部位，主要是軟組織構成。具體範圍有不同的定義，通常將女性的會陰定義為在陰道及肛門之間的部位。	22
會厭	epiglottis	是覆蓋了一層黏膜組織的軟骨，與舌根相連，位於舌頭及舌骨稍微偏上的後方。	
自體重複感染	auto-infection	常是指寄生於人體的線蟯蟲產卵後並未被排出體外，直接發育成感染型幼蟲又感染人體。	
線蟯蟲	nematode；round worm	可簡稱線蟲。體型修長，呈圓桶線狀，兩側對稱，體表覆有角皮層。並無真正的體腔，其內部各器官皆懸浮於「假體腔動物」特有的體液內。	
腸道線蟲	intestinal nematode	寄生於脊椎動物體內的線蟲約有八萬多種，體型大小差異很大。依寄生在人體部位之不同而簡單分為腸道與組織血液兩大類。	
犬弓蛔蟲	*Toxocara cainis*	又稱狗蛔蟲，是世界上分布最廣的犬科動物腸道寄生蟲。在成犬中，感染常是無症狀的。相比之下，人類感染犬弓蛔蟲是具有致命性的。	30
弓蛔蟲	*Toxocara*	弓蛔蟲在分類上為胞管腎綱下的蛔蟲目、弓蛔蟲科、弓蛔蟲屬 *Toxocara*。	
貓弓蛔蟲	*Toxocara cati*	與犬弓蛔蟲在形態大小、生活史及分類學上均相同，只是終宿主是貓科動物，偶爾也可感染人類。	

中文	英文 / 學名	定義或註解	首現
頸翼	cervical alae	弓蛔蟲蟲體最前端向外側長出的特殊構造，功能可能與幫助鑽爬有關。	
卵黃顆粒	yolk granule	有些寄生蟲蟲卵內的構造，提供給發育中的胚胎養份。顯微鏡下觀察有時可做為鑑別特色。	
內臟幼蟲移行症	visceral larva migrant；VLM	泛指有些腸道寄生蟲感染人類時無法發育為成蟲（人類並非適當的宿主），只好亂鑽亂跑，穿過腸壁經由血液抵達肝、肺、腦、眼、腎或肌肉等組織，造成各種臨床病症。	30
眼球幼蟲移行症	ocular larva migrant；OLM	是指弓蛔蟲幼蟲移行到眼球時停止成長，而後被白血球包圍形成肉芽腫。眼部的幼蟲移行病變常見於年紀稍大的病童。	
嗜異癖	pica	又稱異食症、亂食症，主要表現於持續性地攝取非營養的物質，如泥土，肥皂或任何異物等。這類行為需持續一個月以上，且患者食用的物質被認為不適合其年齡應有的發展水平。病因尚不清楚，可能的解釋包括礦物質缺乏症和精神異常等。異食癖在女性和兒童中更常見。	31
鉤蟲	hookworm	是一種寄生於人及犬貓腸道的線蟲。蟲體呈灰白色或粉紅色，頭部稍微彎曲，這個前端彎曲形成了一個明確的鉤形。因而得名。最大特色是擁有發達的口囊和切齒，藉以勾咬住腸壁。	
十二指腸鉤蟲	*Ancylostoma duodenale*	分類上為圓線蟲目 *Strongylida*、鉤口科 *Ancylostomatidae*、鉤蟲屬下的一種鉤蟲。	80
動物株	animal strain	通常是指同屬不同種的寄生蟲，只寄生於動物身上，若偶爾感染人類時不會在人體內發育為成蟲。	

中文	英文／學名	定義或註解	首現
腹齒	buccal capsule teeth	又名切板 cutting board，是鉤蟲口器的咬著構造，十二指腸鉤蟲是兩對大尖牙；美洲鉤蟲則是整片板狀齒。	80
桿狀幼蟲	rhabditiform larva	有些線蟲的初期幼蟲，體型較粗短。	
絲狀幼蟲	filariform larva	桿狀幼蟲經兩次脫皮後所形成較纖細的幼蟲，常為感染型。	
著地癢	ground itching	鉤蟲幼蟲鑽入皮膚時所引起的發癢及紅腫等症狀。	
爬行疹	creeping eruption	鉤蟲幼蟲鑽入時所引起的皮內幼蟲移行症 cutaneous larva migration，主要症狀為紅疹及發癢，皮膚上出現稍微隆起、蜿蜒伸展的病灶。	
糞線蟲	*Strongyloides stercoralis*	是一種兼性寄生於人類身上的線蟲（又名 threadworm），分類上為桿狀目 *Rhabditida* 下糞蟲科 *Strongyloididae* 糞蟲屬 *Strongyloides*。屬內有 53 蟲種，糞線蟲是典型的蟲種，自然情況下似乎只會感染人類。	82
兼性寄生蟲	facultative parasite	是指原本營自由生活的線蟲，其幼蟲在大自然環境不適合的狀況下會尋適當的動物宿主來行寄生生活。	
糞線蟲病	Strongyloidiasis	因糞線蟲幼蟲鑽入皮膚時所引起的紅疹及搔癢。幼蟲移行時，導致炎症發生，進而造成潰瘍、腹痛、嘔吐、下痢、脫水或便祕等症狀稱之。	

中文	英文 / 學名	定義或註解	首現
孤雌生殖	parthenogenesis	某些寄生蟲的雌蟲可不經交配，直接產卵或產幼蟲的生殖方式。	82
蟲負荷	worm burden	一個寄生蟲學專有名詞，宿主因自體感染而導致體內的寄生蟲大量增加負荷過重。	
旋毛蟲	*Trichinella spiralis*	旋毛蟲常見於齧齒類、豬、熊、人類中，通常也因見於生豬肉產品中而被稱為「豬肉蟲」。	
線蟲動物門	Phylum *Nematoda*	動物界下所有的線蠕蟲屬於此門。	
毛形科	*Trichinellidae*	上為無尾感器綱 *Trichinelloidea* 毛形目 *Trichocephatida*，下有 *Trichinella* 毛形屬。	100
保蟲宿主	reservoir host	是指除了人之外，寄生蟲的其他動物終宿主。	
嗜酸性球增多症	hypereosinophilic syndrome；HES	這是一種疾病過程，其特點是血液中的嗜酸性球數量持續性地升高（多於 1500/ 立方毫米），沒有明顯的病因，但常見於線蠕蟲的幼蟲移行症。	
廣東血線蟲	*Angiostrongylus cantonensis*	是一種寄生於動物組織的線蟲，分類上為色矛綱 *Chromadorea* 下圓線蟲目 *Strongylida* 的 *Angiostrongylidae* 管圓線蟲科。	
蛞蝓	tobacco slug	又稱水蜒蚰，俗稱鼻涕蟲，是一種軟體動物，與部分蝸牛組成有肺目。雌雄同體，外表看起來像無殼蝸牛，體表溼潤有黏液，對農作物有害，對人體無害。	102
保幼宿主	paratenic host	寄生蟲的幼蟲在此宿主內寄居，但生活史上沒有進一步發育。	
非洲大蝸牛	African giant snail	生活在陸地上的大螺獅，一種背著黃棕色大殼的軟體動物，爬行過後會留下黏液痕跡。台灣的炒螺肉即是用此蝸牛做為食材。	

中文	英文／學名	定義或註解	首現
嗜酸性球腦膜腦炎	eosinophilic meningoencephalitis	定義為腦膜腦炎之腦脊液裡有大量的嗜酸性球（正常只有很少量）浸潤，發燒、頭痛、頸部僵硬、嘔吐、煩燥等症狀可持續二到十天，少有併發症。	102
廣東血線蟲病	angiostrongyliasis	若為廣東血線蟲的幼蟲侵犯人類的中樞神經系統所引起的可稱為廣東血線蟲病。	
菲律賓毛線蟲	*Capillaria philippinensis*	一種寄生於腸道的線蟲，分類地位尚不明確，為 *Enoplida* 目下 *Capillaria* 毛線蟲屬。	116
毛線蟲病	capillariasis	一種因毛線蟲感染所引起的腸內絨毛血管淤塞。	
安尼線蟲	*Anisakis*	又稱海獸胃線蟲，是一群正常寄生於魚類和海洋哺乳動物的線蟲，分類地位不明，目前歸於蛔蟲屬下一個亞屬	118
蛔蟲屬	*Ascaris*	分類上為 *Chromadorea* 色矛綱下蛔蟲目 *Ascaridida*、蛔蟲科 *Ascarididae*。	
安尼線蟲病	anisakiasis	人類因吃到中間宿主魚肉內的第三期幼蟲而感染，幼蟲會以頭部鑽入體胃壁及上部小腸壁寄生。受幼蟲感染的主要臨床症狀包括腹痛、噁心和嘔吐。各式各樣的病症統稱。	
潛血反應	occult blood reaction	常是指用試劑測到糞便或尿液裡有血液存在的反應。	
免疫球蛋白 E	Immunoglobulin E；IgE	人體內的五種免疫球蛋白（俗稱抗体分子）之一，功能常與過敏反應及寄生蟲感染有關。	

中文	英文／學名	定義或註解	首現
蛔蟲屬	*Ascaris*	台語的蚊蟲，一種最大型的腸道寄生性線蟲之一。	
蛔蟲	*Ascaris lumbricoides*	分類上為 *Secernentea* 胞管腎綱、*Ascaridida* 蛔目、*Ascarididae* 蛔科的蛔蟲屬 *Ascaris*。	132
蛔蟲病	ascariasis	指感染到蛔蟲所引起或輕或重的病症。	
交尾刺	spicules	是指雌雄異體之公線蟲所特化的刺狀交配器官。	
美洲鉤蟲	*Necator americanus*	相較於被稱為舊世界鉤蟲的十二指腸鉤蟲，美洲鉤蟲為亞熱帶及熱帶型。兩種鉤蟲無論在成蟲、幼蟲、蟲卵的形態以及生活史上均極相似。	80
新世界鉤蟲	New World hookworm	以過去歐洲人自我為中心的眼光，所謂的舊世界是指歐陸、北非、中東、印度及中國。其他地區如北、南美大陸、紐澳、遠東則稱為新世界，在此處所發現的鉤蟲稱之。	
鉤口科	Family *Ancylostomatidae*	分類上為 *Strongylida* 圓線蟲目，十二指腸鉤蟲和美洲鉤蟲均為鉤口科內的鉤蟲，這說明了鉤蟲口囊的特色。	136
板口屬	Genus *Necator*	美洲鉤蟲屬於板口屬，此屬鉤蟲口囊內的腹齒為三對相連成板的切板，而非「獠牙」狀。	
鞭蟲	*Trichuris trichiura*；whipworm	一種外觀像根帶把手鞭子的腸道寄生性線蟲，分類為 *Enoplea* 綱下鞭頭目 *Trichocephalida* 鞭蟲科 *Trichuridae*。	138
鞭蟲病	trichuriasis	鞭蟲寄生於人體所引起病症之總稱。	
熱帶蠕蟲病	tropical helminthiasis	分布於熱帶地區之蠕蟲寄生於人體所引起的疾病。	

中文	英文 / 學名	定義或註解	首現
桿狀細胞	stichocytes	是幾種線蟲獨特的食道細胞，這是沿著食道後部排成一排的腺單細胞，每個細胞通過一個孔與食管腔連通。	138
脫肛	rectal prolapse	又稱直腸脫垂、脫肛痔，是指肛管、直腸和乙狀結腸等位移向下方，甚至脫垂於肛門外。	
角質	cuticle	在動物學中，無脊椎動物角質或角質層是指表皮以外的多層結構，尤其是像蛔蟲之類的線蟲。線蟲角質層的主要結構成分是蛋白質，高度交聯的膠原蛋白和稱為"cuticlins"的特殊不溶性蛋白質以及糖蛋白和脂質。	
假體腔動物	pseudocoelom	假體腔動物是指像線蟲這種無脊椎動物，並無真正的體腔，沒有一種被中胚層上皮所包出環繞的腔室，其內臟及器官皆懸浮於被稱為的「體液」中。	140
東方毛線蟲	*Trichostrongylus orientalis*	分類上為色矛綱 *Chromadorea* 下 *Rhabditida* 小桿目的 *Trichostrongylidae* 毛線蟲科。東方毛線蟲在全世界的草食動物中都很常見，至少有十種與人類的感染有關。	
交尾囊	copulatory bursa	是指某些雄線蟲在尾端所特化出來、包圍著交尾刺的囊狀結構，有附著上雌蟲陰門的功能。	
班氏絲蟲	*Wuchereria bancrofti*	在分類上班氏絲蟲為旋尾亞綱 *Spiruria*、旋尾目 *Spirurida* 下蟠尾絲蟲科 *Onchocercidae* 的一種寄生於人體組織血液的線蟲。科內還有一個知名的犬心絲蟲屬。	156
蟠尾絲蟲科	Family *Onchocercidae*		

中文	英文／學名	定義或註解	首現
微絲蟲	microfilaria	血絲蟲在血中的幼蟲即被稱為微絲蟲，長約 210～320 微米，體外具有鞘。	156
血絲蟲病	onchocerosis	寄生於人體組織血液的血絲蟲成蟲及微絲蟲所引起的病症稱之。	
乳糜尿	chyluria	最常見於血絲蟲寄生所致外圍淋巴管阻塞，該區域隨後的局部炎症使得淋巴管擴張和淋巴管破裂所引發的尿痛發展，這使得白血球、脂肪、脂肪細胞、可溶性維生素進入尿液。讓患者的尿液呈現像豆漿般的顏色與外觀。	
陰囊積水	hydrocoele	為明顯的睪丸鞘膜內透明液體的積累，膜的最內部包含睪丸。主要的鞘膜積液導致在患側陰囊無痛腫大、且被認為是兩層鞘膜之間流體分泌的吸收缺陷。次要的鞘膜積液則是指繼發於任何炎症或睪丸贅生物之液體。	156
象皮病	elephanyiasis	又稱淋巴絲蟲病。許多被血絲蟲感染的患者並無症狀，然而有些個案卻出現手臂、腳或是生殖器的嚴重水腫，同時患部皮膚變厚並伴隨著疼痛。因淋巴功能障礙，導致發燒、淋巴水腫、淋巴管炎、陰囊水腫，而淋巴液的漏出，刺激皮下組織使皮膚增生、肥大與腫大，外觀似象皮或象腿，經常發生於下肢。	
馬來絲蟲	*Brugia malayi*	馬來絲蟲也是一種寄生於人體組織血液血絲蟲，在分類上屬於蟠尾絲蟲科下另外獨立的馬來絲蟲屬。	158
馬來絲蟲屬	Genus *Brugia*		

中文	英文／學名	定義或註解	首現
眼絲蟲	eyefilaria	是指兩種血絲蟲的微絲蟲專門寄生於人類眼睛之特稱。成蟲則引起淋巴系統或皮下組織的病變。	
羅阿絲蟲	*Loa loa*	在分類上同為旋尾目 *Spirurida* 下蟠尾絲蟲科 *Onchocercidae*，但分別為羅阿絲蟲屬及蟠尾血絲蟲屬。	160
蟠尾絲蟲	*Onchocerca volvulus*		
卡拉巴腫脹	calabar swelling	專指眼絲蟲寄生所造成眼瞼的發炎與腫脹。	
河川盲	river blindness	在非洲及印度地區，因眼絲蟲微絲蟲嚴重感染所造成的視力受損。為何叫「河川」？似乎與傳播病媒虻或蚋的生態和分布有關。	160
老年性皮膚症	prebydermia	眼絲蟲的微絲蟲在皮膚遊走時，引起特殊的皮膚病症稱之。	

· **吸蟲**

中文	英文／學名	定義或註解	首現
吸蟲	trematode；fluke	在分類學上屬於扁蠕蟲 platyhelminth 的一種無脊椎動物。	
複殖類	digenea	寄生人體的吸蟲均屬於複殖類，生活史複雜。成蟲寄生於脊椎動物，幼蟲寄生於螺獅。複殖類吸蟲的大小和體形因種類不同差異頗大，住留在血液或組織的吸蟲形態較為特殊。	84
日本血吸蟲	*Schistosoma japonnicum*	日本血吸蟲是寄生於哺乳類肝門靜脈和腸系膜靜脈的寄生蟲、寄生於人類的六種主要血吸蟲之一。在分類上為扁蠕蟲門 *Platyhelminthes* 下吸蟲綱、裂體科 *Strigeidida* 的吸蟲。	

中文	英文 / 學名	定義或註解	首現
湖北釘螺	*Oncomelania hupensis*	均為同屬的螺絲，因外殼像是小螺絲釘而得名，大多分布於中國南方水域及台灣。為日本血吸蟲最重要的第一中間宿主。	
台灣釘螺	*Oncomelania taiwana*		
邱氏釘螺	*Oncomelania hupensis chiui*		
毛蚴	miracidium	指吸蟲類生活史的第一期幼蟲，剛從卵孵出。	
胞蚴	sporocyst	通常是指毛蚴在第一中間宿主體內所發育成的第二期幼蟲。	
尾蚴	cercaria	通常是指胞蚴內所形成的數個有尾巴可泳動的第三期幼蟲，此時期的幼蟲常自螺獅宿主逸出體外。	
螺獅	snail	螺絲又名蜒蝓，並不是生物學上一個分類的名稱。一般是指腹足綱的陸生所有種類，屬於貝類軟體動物。一般英文並不區分水生的螺類和陸生的蝸牛，中文的蝸牛單指陸生種類，雖然也包括許多不同科、屬的動物，但形狀都相似。和蜒蝓很像只是差別在於蝸牛有殼。	84
童蟲	schistosomulum	專指血吸蟲類的尾蚴有機會鑽入人體內，脫尾部而成為一種介於幼蟲和成蟲的生活史蟲形。	
泳者癢	swimmer's itch	日本血吸蟲感染人類，尾蚴鑽入皮膚到雌蟲產卵（潛伏期）所造成的皮膚搔癢症。	
曼氏（住）血吸蟲	*Schistosoma mansoni*	曼氏血吸蟲是寄生於人、猴腸系膜靜脈的寄生蟲，是人類感染最廣泛的血吸蟲。在分類上為 *Platyhelminthes* 扁蠕蟲門下吸蟲綱、*Strigeidida* 裂體科的吸蟲。	86
血吸蟲病	schistosomiasis	泛指六種主要血吸蟲寄生於人類所引起病症的總稱。	86

中文	英文 / 學名	定義或註解	首現
埃及血吸蟲	*Schistosoma haematobium*	成蟲寄生於人體的膀胱及骨盆腔靜脈叢，引起所有寄生蟲感染中極為少見的泌尿系統病變。在分類上為 *Platyhelminthes* 扁蠕蟲門下吸蟲綱、*Strigeidida* 裂體科的吸蟲。	88
平卷螺	*Biomphalaria glabrata*	一種水生但用肺呼吸的軟體動物，其殼像是公羊的角狀。常做為血吸蟲的第一中間宿主。	
扁蟲類	platyhelminthe	在分類學上為動物界下的扁形動物門，是一類簡單的無脊椎動物，基本上分為渦蟲（turbellaria）、吸蟲及條蟲（cestodes）三大類，已有記錄的扁形動物約有一萬五千種。	
實質細胞	parenechyma	在動物是指不同於支持架構或腔室的基本特徵組織細胞。	
衛氏肺吸蟲	*Paragonimus westermani*	在分類上為 *Plaglorchlida* 斜睪目、隱孔吸蟲科 *Troglotrematidae*、並殖屬 *Paragonimus* 的軟體動物，一種外形大小像花生米的吸蟲。成蟲寄生於人、貓、狗的肺臟。	120
川卷螺	*Semisulcospira libertina*	是一種具有鰓蓋的淡水螺類，屬於半鞭毛科的水生腹足類軟體動物。廣泛分布於東亞地區如中國、韓日和台灣。在一些國家，它被作為食物來源。醫學上重要的是做為支睪吸蟲，肺吸蟲的第一中間宿主。	
複殖亞綱	Subclass *Digenea*	複殖亞綱是扁形動物門吸蟲綱的一個亞綱，也是吸蟲綱絕大多數物種所屬。是一種寄生性扁蟲。截至目前，已包括約六千個已知物種。	124

中文	英文／學名	定義或註解	首現
中華肝吸蟲	*Clonorchis sinensis*	又稱中華支睪吸蟲，分類上為吸蟲綱下 *Opisthorchiida*、*Opisthorchiidae* 後睪科的吸蟲，最大特色是成蟲有繁複的分支睪丸以及容易辨識的蟲卵。	122
中華肝吸蟲病	clonorchiasis	肝吸蟲寄生在人類的膽管和膽囊，以膽汁為食。全世界估計有三千多萬人受到感染，多為東亞和東南亞的河川地區居民，患者可能有黃疸、腹瀉、或其他肝膽病變。	
異形吸蟲	*Heterophyes heterophyes*	分類上為吸蟲綱下 *Opisthorchiida*、*Heterophyidae* 異形科之一種寄生於動物腸道的吸蟲，形體最小的吸蟲。	124
生殖吸盤	genital sucker；gonotyle	異形屬吸蟲所特化的一種吸盤，在腹吸盤的左後，具有呈放射狀 60～90 的棘，不具吸附作用只有伸縮功能。	
異位寄生	ectopic parasitism	通常是指寄生蟲的成蟲不安於平常舒服寄生的組織器官而亂跑亂竄，造成另一類病症。這與幼蟲為了發育而在人體內的「旅行」定義不同。	
橫川吸蟲	*Metagonimus yokogawai*	分類上為吸蟲綱下 *Opisthorchiida*、*Heterophyidae* 異形科之一種寄生於動物腸道的小型吸蟲，引起的感染病名為後殖吸蟲病。	126
異形科	Family *Heterophyidae*	分類學上為 *Trematoda* 吸蟲綱下 *Opisthorchiida* 目、*Heterophyidae* 異形科。下則有 *Metagonimus* 後殖屬。	

中文	英文 / 學名	定義或註解	首現
吸殖器	acetabulogenital appartus	橫川吸蟲特殊的蟲體構造，位於腹吸盤前端邊緣處的生殖道開口稱之。	126
後殖吸蟲病	metagonimiasis	泛指由 *Metagonimus* 後殖屬吸蟲感染所引起的腸胃道及異位寄生病症。	
薑片蟲病	fasciolopsiasis	即是由布氏腸吸蟲所引起的感染症。	
布氏腸吸蟲；薑片蟲	*Fasciolopsis buski*	分類學上為複殖亞綱 *Digenea*、棘口目 *Echinostomida*、*Fasciolidae* 片形科 *Fasciolopsis* 的一種大型的腸道吸蟲。俗稱薑片蟲。	134
牛羊肝吸蟲	*Fasciola hepatica*	分類學上為吸蟲綱 *Trematoda* 棘口目 *Echinostomida* 下 *Fasciolidae* 片形科 *Fasciola* 片形屬的一種中大型吸蟲。主要分布在畜牧業發達的國家，可寄生在牛、羊及其它多種草食性動物的膽管內，而好食生肝的中東人以及野獵生食的原住民族群較常見。	142
綿羊肝吸蟲	sheep liver fluke	牛羊肝吸蟲其英文別稱有人直譯為普通肝片吸蟲和綿羊吸蟲。	
普通肝片吸蟲	common liver fluke		
口吸盤	oral sucker	泛指一些寄生性扁蠕蟲、幾種扁蟲及頭足類動物專有的附著器官。在寄生性吸蟲腹面體表常見有好幾個不同的吸盤，通常靠近頭部的稱為口吸盤；在後面的則為腹吸盤。	84
腹吸盤	ventral sucker		

· 條蟲

中文	英文 / 學名	定義或註解	首現
縮小包膜條蟲	*Hymenolepis diminuta*	分類為 *Cestoda* 條蟲綱 *Cyclophyllidea* 圓葉目下 *Hymenolepididae* 膜殼科的一種中型條蟲。	28

中文	英文／學名	定義或註解	首現
鼠條蟲	rat tapeworm	縮小包膜條蟲又稱為鼠條蟲，是囓齒類常見的寄生蟲，偶爾寄生於人體，引起包膜條蟲病。當成蟲太多時會引起腸胃不適及腹瀉。	28
包膜條蟲病	hymenolepiasis		
體節	proglottid	又稱為節片。寄生於人體之條蟲成蟲蟲體的基本構造，其片數、形態大小視種類而異，差距很大。	
成熟體節	mature proglottid	雌雄同體的條蟲，其節片內的雄性及雌性器官已成熟可以受孕時稱之。	
擬囊尾蚴	cysticercoid	通常是指條蟲蟲卵內的六鉤幼蟲在終宿主體內所發育的一種幼蟲型態。	
頭節	scolex	顧名思義，所有條蟲頭部的首節稱之。視物種不同，上有吸盤或吸溝、鉤狀物或突起物等，以利附著在宿主組織內。	
六鉤幼蟲	hexacanth embryo；oncosphere	頭節含有鉤的條蟲，在卵內的胚胎即呈有鉤狀物，孵出後稱為六鉤幼蟲。	
圓葉目	Order *Cyclophyllidea*	於扁形動物門下的一分目，大多數寄生於人體的條蟲屬之。	
擬葉目	Order *Pseudophyllidea*	與圓葉目同為扁形動物門下的一分目，少數種寄生於人體的條蟲屬之。	
曼氏裂頭條蟲	*Spirometra mansoni*	分類上為多節條亞綱 *Eucestoda*、擬葉目 *Pseudophyllidea* 之下裂頭條科 *Diphyllobothriidae* 的一種條蟲。寄生於人體的是裂頭蚴。	44
劍水蚤	copepod	是一種屬於橈足亞綱 *Copepoda*、劍水蚤科 *Cyclopidae* 的水生昆蟲，常做為扁蠕蟲的第一中間宿主。	

中文	英文／學名	定義或註解	首現
裂頭蚴	plerocercoid	裂頭條蟲的蟲卵在水中孵化出鉤球蚴，被劍水蚤吞食，於其體內發育成原尾蚴。當劍水蚤被第二中間宿主淡海水魚吃入後，原尾蚴發育為裂頭蚴，寄生於內臟或肌肉中。	44
原尾幼蟲（蚴）	procercoid		
孤蟲	spargana	即是曼氏裂頭條蟲的裂頭蚴。	
裂頭條蟲病	sparaganosis	由曼氏裂頭條蟲的裂頭蚴在人體移行寄生所引起的病症。	
焰細胞	solenocyte；flame cell	條蟲體節是由實質組織所組成，沒有消化道，因此特化出一種專門可將代謝廢物排出體外的特殊細胞。	
無鉤條蟲	*Taenia saginata*	分類上為多節條亞綱 *Eucestoda*、圓葉目 *Cyclophyllidea* 下 *Taeniidae* 帶蟲科的一種條蟲。	
牛肉條蟲	beef tapeworm	成蟲為乳白長帶狀，體長較平均，約 4～5 公尺，體節介於一千至兩千節。人吃了含有囊尾幼蟲且未煮熟的牛肉而感染。	104
囊尾幼蟲	metacestode	囊尾蚴是某些條蟲的幼蟲階段，充滿包囊。在條蟲感染中，可以以游離的形式看到囊性內體，並將其封閉在生物組織如腸粘膜中。	
囊尾幼蟲症	cysticercosis	如果囊尾幼蟲不安於「腸道」，四處「趴趴走」到皮下組織、眼、腦、肌肉、心臟、肝、肺等部位，而見有發燒、疲倦、衰弱、肌肉疼痛及痙攣的病徵。這種偶發的寄生蟲病，嚴重時會致命。	
有鉤條蟲	*Taenia solium*	分類上為多節條亞綱 *Eucestoda*、圓葉目 *Cyclophyllidea* 下 *Taeniidae* 帶蟲科的一種條蟲。	106
豬肉條蟲	pork tapeworm	成蟲長 2～7 公尺，為乳白長帶狀，體節少於一千節。頭節同樣有四個吸盤但有十幾支鉤。	

中文	英文／學名	定義或註解	首現
短小包膜條蟲	*Hymenolepis nana*	分類為 *Cestoda* 條蟲綱 *Cyclophyllidea* 圓葉目下 *Hymenolepididae* 膜殼科的一種小型條蟲	108
廣節裂頭條蟲	*Diphyllobothrium latum*	分類上為多節條亞綱 *Eucestoda*、擬葉目 *Pseudophyllidea* 之下裂頭條科 *Diphyllobothriidae* 的一種條蟲。有寬廣的體節以及不具吸盤的裂頭節，最大特色是寄生人體最長的條蟲。	128
日本海裂頭條蟲	*Diphyllobothrium nihonkaiense*		
鉤球蚴	coracidium	裂頭條蟲蟲卵在水中孵出的第一期幼蟲，外有看似纖毛的圓球形。	
魚條蟲	fish tapeworm	人吃了含有廣節裂頭條蟲裂頭蚴的未熟魚肉便會受到感染。因而得此別稱。	
包囊條蟲	*Echinococcus granulosus*	分類上為多節條亞綱 *Eucestoda*、圓葉目 *Cyclophyllidea* 下 *Taeniidae* 帶蟲科 *Echinococcus* 包蟲屬的一種小型條蟲。整支蟲體不會超過 6 公厘，最大特徵是頭節以下只有三個體節。	144
犬條蟲	dog tapeworm	包囊條蟲的別稱。成蟲主要寄生於狗、狼、狐狸等犬科動物的小腸。	
包囊體蟲	hydatid cyst	包囊條蟲六鉤幼蟲於腸道孵出，穿過腸壁隨血流來到各器官。六鉤幼蟲於肝或肺內發育成囊球狀物稱之。	
包囊砂	hydatid sand	檢查組織切片可見到包囊體蟲內有數顆像成蟲頭節的圓形物稱之。	

中文	英文 / 學名	定義或註解	首現
包囊蟲病	echinococosis；hydatid disease	包囊體蟲的數量多，會壓逼周遭組織，引起疼痛及干擾正常的器官功能。人體長期吸收蟲囊之代謝物時，也會產生中毒症狀。臨床上，這些統稱為包囊蟲病。	144
犬複殖器條蟲	*Dipylidium caninum*	分類上為多節條亞綱 *Eucestoda*、圓葉目 *Cyclophyllidea* 下 *Dipylidiidae* 複孔科 *Dipylidium* 複孔條蟲屬的一種中型條蟲。	38
受孕體節	gravid proglottids	雌雄同體的條蟲，其節片內的雄性及雌性器官已完成交配並可產出蟲卵時稱之。	
貯卵囊	egg capsule	犬複殖器條蟲受孕節片內特有的囊狀物，內包裹著 15～25 個蟲卵。	
犬蚤條蟲	dog flea tapeworm	寄生於犬、貓、狼、獾、狐的小腸中，是犬、貓常見的寄生性條蟲。人偶爾感染，特別是兒童。中間宿主為這些動物終宿主身上的蝨蚤，因而得名。	

參考書籍和資料

1. 濱田篤郎 鑑修：寄生虫ビヅユアル図鑑，初版。誠文堂新光社株式會社，日本；2014 年。
2. 目黑寄生蟲館 鑑修、楊雨樵 譯：寄生虫図鑑—不可思議世界裡的居民們，初版一刷。家庭傳媒城邦分公司，台北；2014 年。
3. 周欽賢、連日清、王正雄：醫學昆蟲學，二版四刷。國立編譯館，台北；1999 年。
4. 詹哲豪、林琇茹等；微生物學，一版一刷。華杏出版（股）公司，台灣；2010 年。
5. 詹哲豪、林琇茹等；簡明微生物學，七版一刷。華杏出版公司，台灣；2006 年。
6. 閻啟泰、楊定一等；實用微生物及免疫學，一版一刷。華杏出版（股）公司，台北；2011 年。
7. 詹哲豪：健檢報告完全手冊，初版一刷。晨星出版有限公司，台中；2014 年。
8. 詹哲豪：過敏 你需要知道的 101 個過敏知識，初版一刷。晨星出版有限公司，台中；2017 年。
9. 詹哲豪：健康檢查 你需要知道的 101 個健康檢查知識，初版一刷。晨星出版限公司，台中；2017 年。
10. Brown, H.W.：Basic and clinical parasitology，五版。
11. University BookPublishing，USA；1990 年。
12. Cheng, T.C.：General Parsitology，二版。
13. Academic Press，Florida USA；1986 年。
14. Markell, E.K. & Voge, M.：Medical Parasitology，七版。
15. W. B. Saunders，Philadelphia USA；1992 年。
16. Zaman, V. & Keong, L.A.：Handbook of Medical Parasitology，三版。
17. ChurchillLivingsyone，USA；1982 年。

感謝以下網站提供參考資料及圖片

www.en.wikipedia.org
www.shutterstock.com
www.lifetec.com.tw
www.cdc.gov.tw
www.cdc.gov
big5.wiki8.com
www.studyblue.com
這是小明的部落格
Kevin Swarovski:: 痞客邦 PIXNET ::
luiggi martinirobles - YouTube
www.sciencedirect.com
www.chp.gov.hk
www.baike.com
www.avianbiotech.com
www.webmed.com
www.keepon.com.tw
www.darking.pixnet.net
www.disease.lifepedia.net.com
www.dailyparasite.blogspot.com

國家圖書館出版品預行編目 (CIP) 資料

蟲蟲危機：你需要知道的寄生蟲 & 節肢動物圖鑑及其疾病與預防 /
詹哲豪著 . -- 初版 . -- 臺中市：晨星 , 2018.04
　　面；　公分 . -- (看懂一本通 ; 4)
　ISBN 978-986-443-422-0(平裝)

1. 寄生蟲學 2. 節肢動物 3. 疾病防制

415.29　　　　　　　　　　　　　　07002978

看懂一本通
004

蟲蟲危機
你需要知道的寄生蟲 & 節肢動物圖鑑及其疾病與預防

作者	詹哲豪
主編	陳銘民
執行編輯	紀竺君
封面設計	陳嘉吟
美術設計	陳嘉吟

負責人	陳銘民
發行所	晨星出版有限公司
	行政院新聞局局版台業字第 2500 號
地址	台中市 407 工業區 30 路 1 號
聯絡	TEL (04)-2359-5820　FAX (04)-2355-0581
Email	service@morningstar.com.tw
網址	www.morningstar.com.tw
法律顧問	陳思成律師
郵政劃撥	22326758 晨星出版有限公司
讀者服務專線	04-2359-5819#230

總經銷	知己圖書股份有限公司
印刷	上好印刷股份有限公司

出版日期	2018 年 4 月 20 日初版 1 刷
定價	**新台幣 350 元**
	（缺頁或破損請寄回更換）

ISBN	978-986-443-422-0

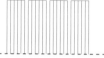

更方便的購書方式

(1) **網　　站**：http://www.morningstar.com.tw
(2) **郵政劃撥**：賬號：22326758
　　　　　　　戶名：晨星出版有限公司
　　　　　　　請於通信欄中文明欲購買之書名及數量
(3) **電話訂購**：如為大量團購可直接撥客服專線洽詢

如需詳細書目上網查詢或來電索取。
客服專線：04-23595819#230　傳真：04-23597123
客戶信箱：service@morningstar.com.tw